KB053517

초보자부터 전문가까지 132가지 훈련법

배우를 위한
알렉산더 테크닉

빌 커닝턴 지음
배우를 위한 알렉산더 테크닉 연구소 옮김
KATA 감수

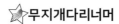
무지개다리너머

초보자부터 전문가까지 132가지 훈련법

배우를 위한 알렉산더 테크닉

1판 1쇄 발행일 2017년 12월 18일
1판 5쇄 발행일 2024년 6월 11일

지은이 빌 커닝턴
옮긴이 배우를 위한 알렉산더 테크닉 연구소
감 수 KATA

펴낸이 권미경 | 펴낸곳 무지개다리너머
주소 서울시 은평구 응암로 310 | 이메일 beyondbook7@gmail.com
팩스 0504-367-7201 | 블로그 blog.naver.com/brbbook
등록번호 제25100-2016-000014호(2016. 2. 4.) | ISBN 979-11-956821-6-4 03510

이 책의 어느 부분도 펴낸이의 서면 동의 없이 어떤 수단으로도 복제하거나 유포할 수 없습니다. 잘못된 책은 구입하신 곳에서 교환해 드립니다.

이 도서의 국립중앙도서관 출판사도서목록(CIP)은 서지정보유통지원시스템 홈페이지(http://seoji.nl.go.kr)와 국가자료공동목록시스템(http://www.nl.go.kr/kolisnet)에서 이용하실 수 있습니다. (CIP제어번호: CIP2017032322)

"이 책은 알렉산더 테크닉이 어떻게 배우들을 습관적 긴장으로부터 해방시켜 주고, 그들의 작업에서 깊고 창의적인 자극들을 이끌어 내는지 명확하고 구체적으로 알려 준다. 빌은 수업에서 관대하고 친절하고 중심적인 존재다. 보다 깊은 범위의 자유와 흐름에 대한 감각을 찾는 모든 공연 예술가들은 이 책에서 그가 제안한 방법들을 해보길 권한다."

-월턴 윌슨(Walton Wilson) / 예일대 드라마학부 연기과 교수

"빌 커닝턴은 연기자로서의 전문성과 열정, 알렉산더 테크닉 교사로서의 수많은 경험을 책으로 옮겨 왔다. 이 책은 움직임, 호흡, 목소리, 상상력 그리고 선택을 통해 작업하는 실용적인 방법들을 제공한다. 그는 언제나 협력적인 태도로 결과보다는 과정에 주의를 두어 배우들이 건강하고 창의적인 예술가가 될 수 있게 안내할 것이다."

-킴 제서(Kim Jessor) / 뉴욕대 대학원 티시 예술대 교수

"빌 커닝턴은 자신이 사랑하는 주제에 대한 통찰력, 명확함, 날카로운 안목을 바탕으로 몸 · 마음 · 정신 사이의 모든 중요한 연결을 탐구하여 얻은, 배우 훈련의 값진 관점을 공유한다. 이 책은 친숙하고 풍부한 식견으로 교실에서부터 리허설과 공연으로까지 배우들을 안내한다."

-제시카 울프(Jessica Wolf) / 예일대 드라마학부 조교수, 〈제시카 울프의 호흡의 예술〉 대표

"빌 커닝턴은 내가 함께 작업했던 사람들 중에 가장 훌륭한 알렉산더 테크닉 교사였다. 그와 함께 공부했던 경험은 나의 예술 인생에서 가장 큰 축복 중의 하나다. 이 책은 공연 예술가가 되기를 진정으로 열망하는 사람뿐만 아니라, 자신의 기술을 계속 연마하고자 하는 전문가들에게도 필수적이다."

-루스 팔콘(Ruth Falcon) / 메네스 음대 교수, 커티스 음대 부교수, 전 메트로폴리탄 오페라 소프라노

"빌 커닝턴은 알렉산더 테크닉 교사이자 배우로서 깊고 풍부한 경험을 가지고 있다. 그는 내면으로부터 이야기하고 가슴으로 글을 썼다. 깊이와 진정성을 개발하고자 하는 모든 배우들에게 이 책은 필수적이다."

-제인 코민스키(Jane Kominsky) / 줄리아드 음대 무용과 교수, 전 드라마과 교수

"이 책은 모든 예술가들에게 그들의 독창성과 타고난 재능을 풀어내는 데 영감을 줄 것이다. 배우들은 세상에서나 그들 내면에서나 벅찬 장애물을 마주하고 있다. 빌의 방법은 그들에게 두려움을 넘어서고 그들이 진정으로 원하는 것을 완전히 행할 수 있도록 도울 것이다."

－바버라 셔(Barbara Sher) / 〈뉴욕타임스〉 베스트셀러 작가,
《소원을 이루는 기술》《행복한 이기주의자를 위한 긍정 에너지》의 저자

"이 책은 삶을 변화시킬 수 있는 알렉산더 테크닉의 원리들을 신선하고 이해하기 쉬운 방식으로 제공한다. 배우, 가수, 본질적이고 자연스러운 방식의 삶과 예술의 가르침을 찾는 교사들에게 필독서다."

－루스 골든(Ruth Golden) / 롱아일랜드 대학 음악학부 교수, 메트로폴리탄 오페라 오디션 심사 위원

"이 책은 배우들이 자기 자신을 찾는 여정과 예술가로서의 기교와 기술을 발전시키기 위한 본질적인 탐구로 이끄는 책이다. 저자는 그의 폭넓은 연기와 알렉산더 테크닉의 경험을 통해 이해하기 힘들고 추상적인 것들을 구체적인 단어와 훈련들로 풀어내고 있다."

－캐럴린 세로타(Carolyn Serota) / 줄리아드 음대 드라마학부 교수

"이 책은 배우를 위해 썼지만 음악가와 댄서, 운동선수 혹은 더 자연스러워지고 덜 긴장하고 더 자신감이 생기고 균형 잡힌 삶을 살고 싶은 모두에게 도움이 된다. 책은 간단한 연습과 값진 통찰들로 이루어져 있으며, 알렉산더 테크닉이 생소한 이들에게도 기본 요소들을 쉽게 소개하고, 이미 배웠던 이들에게는 핵심 요소들을 다시 상기시켜 준다. 이 책은 나의 참고 자료들 중에 가장 중요한 자료다."

－제니 클린(Jenny Cline) / 전문 플루티스트, 국제 플루트 협회(NFA) 차관보

"이 책은 추상적으로 쓰이는 개념들을 실현 가능한 요소들로 가져왔다. 이해하기 쉬운 언어로 쓰였으며 배우들의 기량을 높여 줄 뿐만 아니라, 그들의 뿌리 깊은 습관들을 알아차릴 수 있도록 도와준다. 그렇기 때문에 이 책은 삶의 매뉴얼 중 하나가 될 수 있다. 그것은 긍정적인 변화와 자기 통합과 다른 이들과 온전하게 함께할 수 있는 완전히 새로운 방식을 가져올 잠재력을 갖고 있다."

－리엔 오버턴(Leann Overton) / 맨해튼 음대 교수, 메트로폴리탄 오페라 제작 스태프

추천의 글

알렉산더 테크닉을 기반으로 한 연기 훈련서 빌 커닝턴의 《배우를 위한 알렉산더 테크닉》의 출판을 축하합니다.

저는 배우로서 또한 학생들을 가르치는 교육자로서 "어떻게 연기를 하고 무엇을 가르칠 것인가"에 대한 고민을 안고 있었고… 결론은 "연기 이전에 자기 자신을 계발하자"에 답을 두고, 자기 계발을 위한 훈련에 많은 시간을 보냈습니다. 그러나 자기 계발의 성과와는 무관하게 연기하기는 늘 어려웠고 공포감을 동반했었습니다. 그리고 이것은 어쩔 수 없는 것이라고 생각했습니다.

그러나 알렉산더 테크닉을 배우면서 나는 지금껏 해왔던 자기 계발에 문제가 있다는 것을 알았습니다. 그건 그간 나의 훈련이 '나의 사용'과는 관련 없는 가시적인 장식만을 쌓아가고 있었던 것입니다. 연기가 일상생활을 기반으로 하는 것이라면, 최소한 일상생활 속에서 자기 자신을 통합적으로 사용하는 방법에 대한 계발이 심도 깊게 이뤄져야 했는데 요가, 무술, 무용, 가창, 호흡 등을 훈련했던 것입니다. 아마도 배우 대부분은 일상을 배우려 하지 않을 것입니다. 그것은 이미 배우 주변에 널려 있기 때문이고, 언제 어디서나 배울 수 있다고 생각하기 때문일 것입니다. 어쩌면 '연기란 그보다는 더 고차원적인 무엇이다'라고 생각하기 때문일 수도 있습니다.

그러나 일상이 아무리 익숙하고 편해 보이더라도 일상은 하나의 통합된 전체로 움직이며 그 속에 포함된 사람 역시 자신의 감각, 생각, 느낌, 몸이 하나의 전체로 움직입니다. 만약 사람이 스스로를 하나의 전체, 통합된 하나로 사용하지 못한다면 사람들은 그를 이상하게 여길 것입니다. 통합된 하나로 자기 자신을 사용하는 것, 이것이 우리가 일상에서 놓치지 말고 실행해야 할 핵심입니다.

5

빌 커닝턴이 연기를 배우던 대학 시절 가장 도움을 받은 것이 알렉산더 테크닉이었습니다. 그는 무엇보다 연기를 음성, 화술, 움직임과 같이 개별적으로 나누어 다루는 교육에서 벗어나 자신을 통합된 하나로 사용할 수 있는 방법을 알렉산더 테크닉을 통해 교육받았고, 이를 통해 연기를 효율적으로 할 수 있었음을 밝히고 있습니다.

이 책에서 일관성 있게 흐르고 있는 큰 맥은 알렉산더 테크닉의 핵심인 '자신의 사용'을 구체적으로 다루고 있고, '자신의 사용'을 통해 역할로 들어가는 훈련 방법을 소상히 소개한다는 점입니다. 자기 자신의 사용은 바로 모든 연기의 시작임을 말하고 있는 것입니다.

그의 작업은 배우의 모든 연기적 상투성을 거부하고 살아 있는 유기적 과정을 추구하는 스타니슬랍스키의 가르침을 바탕으로 한 액터스 스튜디오에서 이뤄졌습니다. 이곳에서 빌 커닝턴은 전통적 연기를 기반으로 했던 배우들에게 결여되어 있을지도 모를 '자신의 사용'을 녹여 냈고, 시대 변화에 능동적으로 대처할 수 있는 훈련법을 제공했습니다. 그가 제시한 다양한 사례별 훈련법은 풍성하고 구체적입니다. 알렉산더 테크닉을 조금이라도 체험한 배우라면 그의 방법이 영화, 방송, 무대 등의 현장에서 바로 응용할 수 있을 만큼 완성도가 높다는 것을 쉽게 알아차릴 수 있을 것입니다.

빌 커닝턴의 책이 이 땅에서 연기하는 배우들에게 새로운 자각을 심어 줄 것임을 의심치 않으며, 아울러 인간의 무한한 가능성과 숭고함 그리고 아름다움을 이해하고 자기 것으로 만드는 첫 출입구가 되리란 점을 확신합니다.

알렉산더 테크닉을 접한 지 10여 년이 지났습니다. 그간 많은 배우들이 알렉산더 테크닉을 통해 도움을 받았고 일부 대학에선 정규 교과로 수업도 진행 중에 있습니다. 다행스런 일입니다. 그리고 무엇보다 알렉산더 테크닉 레슨과 교육을 받은 배우들이 뜻을 모아 배우들을 위한 책을 번역한 것에 대해 한 명의 배우로서 감사드리며, 책의 탄생을 다시 한 번 축하드립니다.

조영진(배우, 동아방송예술대학교 방송연예계열 부교수)

감수의 글

어느덧 가르침과 배움의 의미를 아는 학생들이 알렉산더 테크닉 교사가 되어 세상에 나가게 됩니다. 이들의 열정과 도전 속에 알렉산더 테크닉은 바람을 따르고 물살을 가르는 삶의 기술이 되어갈 것이라 믿습니다.

배우로서 그리고 인간으로서, 수많은 번민의 나날들을 불태워 존재의 영롱한 빛을 보게 될 것입니다.

이 책은 한국의 배우들을 향해 발하는 첫 신호탄과 같습니다. 자신의 삶을 무대에 비추는 연기 예술인들이 알렉산더 테크닉의 7대 원리를 통찰하고 그 기술을 터득해 가길 바랍니다.

최현묵, 백희숙
(KATA, 한국 알렉산더 테크닉 협회)

역자 서문

  이 책은 알렉산더 테크닉을 적용하여 배우가 무대나 스크린에서 좀 더 자유로울 수 있도록 돕고자 한다. 알렉산더 테크닉의 원리를 바탕으로 하는 기본적인 연습과 훈련들을 소개해 주고, 배우가 역할을 연기하기 이전에 자연인으로서 불필요한 긴장 없이 몸과 마음이 통합된 상태로 좀 더 자유롭게 역할을 연기하도록 친절히 안내해 주고 있다.

  알렉산더 테크닉의 기본적인 개념을 이해한 다음, 연기에 접목한 훈련들을 지속해 간다면 잘못된 자신의 사용으로 인한 습관과 긴장을 자각하게 되어 배우로서 한층 더 성장할 것이 분명하다. 바라건대, 연기를 공부하는 배우 지망생부터 오랫동안 활동해 온 배우들에게까지 충분한 도움이 될 것이라 생각한다.

  역자는 위대한 연기 교육자들의 방법론과 그들의 테크닉을 접근하기 이전에 알렉산더 테크닉을 통해 온전한 '나'(심신 통합체)를 자각하길 제안하고 싶다. 많은 배우들이 온전한 자신이 아닌, 익숙하게 감각인식된 습관을 자연스러움으로 잘못 인식한 채 연기한다. 그리고 그것이 잘되지 않을 때는 원하는 것을 이루고자 지나치게 애를 쓴다. 이러한 불필요한 애씀을 알렉산더 테크닉에서는 하려함(doing)이라 한다. F. M. 알렉산더는 이것을 자각하고 잠시 멈추어 스스로에게 의식을 두고 자제심을 갖도록 했다. 이것은 온전한 나로서 새롭게 출발하게 해준다. 연기의 시작은 나로부터의 출발이다. 하지만 여기서 '나'를 신체적, 정신적으로 통합된 온전한 내가 아닌, 잘못된 감각인식으로 습관화된 '나'와 지금껏 살아온 환경 속에서 학습을 통해 정체된 '나'로 오해하고 국한한다. 하지만, F. M. 알렉산더의 가르침을 통해 그것은 긴장을 일으키는 자의식(ego)이고 자연인으로서의 온전한 내가 아니었음을 알게 되었다.

"잘못하고 있는 것을 그만두면 올바른 것은 저절로 이뤄진다"는 F. M. 알렉산더의 가르침처럼 긴장과 습관이 많았던 배우가 자연스러운 자기의 사용으로 몸과 마음을 잘 조율할 줄 아는 배우가 되어 역할과 만난다면, 이 세상 어디에도 없는 새로운 인물이 창조될 것이다.

알렉산더 테크닉 교사 과정을 통해 배우게 된 것은 집착 없이 미지의 삶을 두려움 없이 받아들이고, 온전히 맡기며 살아가는 것이다. 우리 모두에게 주어진 우주와 같은 '몸'을 믿고 관념과 습관으로부터 해방되길 바란다.

끝으로, 우리나라 배우 예술의 발전을 위해 알렉산더 테크닉의 보급에 힘써 주시고, 번역의 기회를 주신 최현묵 협회장님과 백희숙 교수님께 진심으로 감사드립니다. 번역에 도움을 준 이정아 교사와 오빠의 부탁에 흔쾌히 도움을 준 동생 지은이에게 깊은 감사의 마음을 전합니다. 개인 분량 번역 이후 교정 작업을 위해 몇 주일 동안의 밤샘 작업을 함께 한 김유동 교사, 김성훈 교사, 김규진 선생님 모두 수고 많으셨습니다. 이 책을 시작으로 '배우를 위한 알렉산더 테크닉 연구소'가 더 활성화되고 많은 배우들이 알렉산더 테크닉을 접함으로써 우리나라 배우 예술이 한층 더 성장하길 바랍니다. 이 모든 것에 초석이 되신 프레더릭 마티아스 알렉산더 선생님과 배우들을 위한 알렉산더 테크닉을 연구하고 집필하신 저자 빌 커닝턴 선생님께 무한한 존경을 표합니다.

공역자 이계구

차 례

제2부 유기적 표현

7장 상상력 이용하기

8장 의식적으로 타인 모방하기

9장 몸·마음을 활성화시키는 목소리와 움직임의 사용

파트 1: 누워서 하는 훈련

파트 2: 그룹 훈련

파트 3: 소리와 움직임 훈련

제3부 종합하기

10장 오디션, 리허설, 그리고 공연

11장 심신의 건강과 선택

연습을 위한 영상

　이 책에 나와 있는 핵심 연습들을 어떻게 적용하는지 설명하기 위해 직접 14개의 영상을 통해 시범을 보였다. 모두 무료로 www.vimeo.com/channels/connington에서 확인해 볼 수 있다. 이 영상들은 알렉산더 테크닉에 관한 나의 관점을 이해하는 데 도움을 줄 것이다. 그것을 지나치게 엄격한 기준으로 따라할 필요는 없다. 이 책의 모든 과정들은 공연 예술의 향상과 더불어 자신을 보다 더 자유롭고 편안하게 사용할 수 있도록 도움을 주고자 한 것이다. 영상의 목록은 다음과 같다.

1. 자기관찰하기(37쪽): https://vimeo.com/246272292/f126e4df7c
2. 바닥으로 내려가고 일어나기(39, 41쪽): https://vimeo.com/84873587
3. 건설적 휴식 – 세미수파인 자세(40쪽): https://vimeo.com/84874095
4. 몸 · 마음 열기 1(44쪽): https://vimeo.com/84874096
5. 극한의 자세(68쪽): https://vimeo.com/84874233
6. 위태로운 순간(85쪽): https://vimeo.com/84874234
7. 몸 전체를 관통하는 업 에너지(88쪽): https://vimeo.com/84874235
8. 일상생활 속에서 의식하기(117쪽): https://vimeo.com/84874626
9. 컴퓨터 앞에 앉았을 때(119쪽): https://vimeo.com/84874236
10. 걷기(122쪽): https://vimeo.com/84874237
11. 의자에 앉고 일어서기(124쪽): https://vimeo.com/84874723
12. 촛불 불기(148쪽): https://vimeo.com/84874725
13. '위스퍼 하~'와 숫자 세기(151쪽): https://vimeo.com/84874724
14. 3분 워밍업(227쪽): https://vimeo.com/84874726

....
※ **일러두기** 본문의 중고딕과 굵은 글씨로 강조한 부분은 원서의 표시를 따른 것입니다.

머리말

당신은 배우다. 배우는 연기한다. 연기할 때의 충동은 오직 자신만의
고유한 것이다. 누구든 자신의 방식으로 삶을 경험한다. 지성, 감성, 유
머, 성적 매력과 관능미, 감정 등 자신이 누구인지에 대한 모든 것을 이
끌어 내는 것은 자신만이 할 수 있는 일이다. 몸과 목소리는 자신의 감
정, 생각, 직관, 본능의 통로다. 그것들은 자신이 누구인지를 드러내 준
다. 그것이 관객이 알고 싶어 하는 것이고, 연극 무대와 영화관을 찾아
와 배우가 진실되게 삶으로 가져온 이야기를 보는 이유다. 배우는 연기
하는 역할에 자신이 누구인지를 통합한다. 역할과 배우, 두 가지가 융
합되어 관객이 배우의 '연기'를 체험하는 변형의 순간이 만들어진다.

자신 속에 있는 핵심(자신을 특별하고 다른 모든 사람과 다르게 만드는 핵심 요
소)을 나는 본질이라고 부른다. 가장 표면적인 단계에서의 본질은 키와
머리 색, 눈동자 색, 체형들로 구성된다. 그러나 이러한 요소들이 구성
한 처음의 인상 너머에 더 본질적인 요소가 있다. 그것은 음역, 소리, 톤,
리듬으로 만들어진 목소리와 말투, 대화를 위해 선택한 단어들, 그리고
서 있거나 앉거나 걷거나 움직일 때 몸을 사용하는 방식이다. 이러한 모
든 것들이 사람들에게 단서를 제공한다. 더 깊이는 성격 혹은 '개성'이

라 불리는 것들을 통해 알 수 있다. 그것은 단지 누군가 보기만 해도 '알 수 있게' 바로 전달되는 가장 깊은 생각, 감정, 믿음 등이다.

자신과 조화를 이루면 말을 하지 않아도 사람들은 자신의 존재감을 바로 느낄 수 있다. 그저 '존재'하는 것으로 본질적인 것을 전달한다. 본질에 깊게 연결되어 근원적인 감정이 관객에게 자연스럽게 표출되는 것을 의식적으로 허용할 수 있다면, 연기는 설득력 있고 구체적이며 강렬하고 창의적이며 흥미로울 것이다. 지속적으로 본질에 연결되는 것은 독창적인 예술성을 가능하게 할 것이다.

이 책은 모든 배우가 관객과 공유하길 원하는 자신 안의 깊은 본질적인 부분들과 연결될 수 있도록 돕는다. 특별하고 독창적인 재능을 발견할 수 있도록 하고, 그것이 날개를 펼칠 수 있도록 돕는 것이 나의 임무다. 이것이 가능하도록 하는 가장 효과적 방식은 본래의 표현을 가로막는 장애물을 치우는 것이다. 이 장애물은 다양한 모습과 형태로 나타나지만 그것은 긴장이라는 같은 근원에서 발생한다. 이 책은 긴장과 그로부터 발생되는 많은 유해한 것들로부터 해방될 수 있게 도울 것이다. 그리하여 배우로서의 잠재력을 유기적으로 성장시킬 수 있을 것이다.

공연은 긴장과 불안감으로 가득 차 있다. 배우가 걱정하는 상황들은 다양하다. 충분한 리허설을 하지 않았거나, 잘해 낼 수 있다는 확신이 들지 않는 역할이라거나, 많은 비평가들이 참석하는 '프레스 나이트'(press night, 비평가 및 유명인들을 초대해 평가받는 날) 등이다. 모든 공연 예술가들 심지어 유명한 영화배우들도 이런 것들에 취약함을 보인다. 그들은 에이전트, 캐스팅 디렉터, 프로듀서, 동료 배우들, 그리고 대중들로부터 지속적으로 평가받는다.

연극 리허설 기간이나 단편 및 독립 영화를 촬영하는 기간인 '통제

받는 혼돈' 한가운데서 올바른 균형과 안정을 유지하기란 어렵다. 공연 예술가로서의 삶은 경쟁과 힘든 노동, 수많은 비판, 그리고 자신만의 방식을 개척하는 것들로 가득 차 있다. 어떤 면에서는 회사나 기관에서 일하는 일반적인 직장들에 비해 훨씬 복잡하다. 그에 따른 중압감이 치명적인 정신적 · 신체적 · 감정적 긴장으로 이끌기도 한다. 이것은 자주 일어나며 충분히 그럴 만하다.

긴장은 종종 외부의 무언가(스트레스 요인)에서 유발되지만, 그것은 결과적으로 자신 안에서 스트레스를 만들어 낸다. 때때로 본의 아니게 뿌리 깊은 생각의 패턴("왜 나는 항상 엉망이지?")에 의해 스스로가 스트레스 요인이 되는 경우도 있다. 긴장은 마음에서("저 남자가 나 대신 이 역할을 가져갈 거야, 난 알 수 있어."), 감정에서("난 뮤지컬 감독이 싫어, 그 사람은 내 목소리를 안 좋아하거든."), 혹은 몸에서("내 등은 너무 굳었어, 그래서 이런 화려한 동작은 못할 거야.") 시작될 수 있다. 이런 긴장이 어디에서 시작되었던 간에 다른 부분으로 빠르게 영향력을 미칠 것이다. 왜냐하면 우리는 정신 · 몸 · 감정(mind-body-emotions) 세 부분으로 구성된 시스템이기 때문이다. 이 세 가지 요소들은 모두 정밀하게 연결되어 있는 자신만의 악기와도 같은 것이다. 이들은 모두 자신의 일부다.

이 책을 통해 배우게 될 가장 중요한 것은 이 세 가지 구성 요소를 어떻게 하면 조화롭게 다룰 수 있느냐는 것이다. 조화를 이루도록 허용한다면 스트레스에서 자유로운 공연 방식을 익히게 될 것이다. 어떤 교사들은 긴장을 '사용'하는 것을 꼭 배워야 된다고 얘기하지만, 실제로 긴장을 효과적으로 '사용'하는 시범을 보이거나 설명하는 사람에 관하여 들어 본 적이 없다. 아이러니하게도 자신의 문제를 스스로 관찰하지 못할 수가 있다. 타인에게 아무리 명확히 보이는 것이라도 말이다. 항상 자신보다 다른 사람의 습관이 더 잘 보이기 때문이다. 긴장은 뻣뻣한 목, 움츠러든 어깨, 굽거나 구부정한 등, 부자연스럽거나 어색한 움직임, 신체 전반에 걸친 딱딱함, 불편한 몸짓 등으로 드러난다.

그런 순간에 이 책이 도움을 줄 것이다. 손을 어떻게 다뤄야 할지 모른다거나 의미가 담긴 몸짓을 하는 데 확신이 들지 않는 순간에 말이다. 또는 일상의 움직임에서는 좋은 기분을 느꼈고 그것을 간신히 알아차렸는데, 무대 위나 카메라 앞에서 갑자기 몸과 움직임에 대한 자의식(남의 시선을 의식하는)에 사로잡혔을 때도 도움을 줄 것이다.

목소리의 경우도 마찬가지다. 친구들과 가족과 이야기할 때나 전화로 이야기할 때 자신의 목소리와 말하기는 자연스러울 것이다. 하지만 무대 위에서는 성대가 굳고 턱이 긴장하고 목소리를 내는 데 어려움을 느낄 수 있다. 일상적인 대화는 자연스럽고 편안하게 느끼는데, 대본을 받았을 때에는 갑자기 부자연스럽거나 어색함을 느낄 수 있다. 이러한 제약은 결과적으로 굳은 혀와 턱, 닫힌 성대, 뻣뻣한 갈비뼈와 횡격막, 유연하지 못한 발성으로 이어진다. 그리고 그것은 호흡을 얕게 만들거나 숨을 참게 만든다. 이러한 반응은 긴장되고, 귀에 거슬리고, 갑작스런 소리나 과한 호흡이 섞인 목소리를 야기시킨다. 극단적으로는 지나친 콧소리나 저음, 그리고 의사소통이 되지 못할 수도 있다. 이 책이 그러한 문제들을 해결하는 데 도와줄 것이다.

아마도 배우에게 가장 치명적인 요소는 긴장과 스트레스로 인한 정신적, 감정적 저항일지 모른다. 감정은 연기에서 가장 기본적인 재료다. '역할로 살고' 싶어 하고, 관객과 소통하고 싶어 하는 이러한 이유로 대부분 배우가 된다. 하지만 관객과 함께 나누고자 하는 느낌, 바람, 욕망이 편안하고 깊게 연결되는 것이 때로는 힘겨울 수 있다. 긴장은 자신의 감정을 믿지 못하게 하고, 자신감을 결여시키고, 불안감을 느끼게 만든다. 전문가에게 이런 전반적인 두려움은 여러 방면으로 영향을 끼친다. 자신이 잘하지 못하는 수업에 빠진다거나 혹은 기술 연마를 소홀하게 만들 수도 있다. 특정한 역할의 요구를 충족시키는 것에 대한 우려는 자신을 긴장시키고, 이것은 직접적이고 효과적인 방법으로 등장인물을 받아들이는 것을 어렵게 만든다. 심지어 대사를 익히는 기본적인 것을 어렵게 만들 수도 있다.

두려움은 인물을 창조하는 데 필수적인 침착함과 집중력을 가지는 것을 거의 불가능하게 만들 수도 있다. 과한 우려는 공연을 준비하면서 결과에만 집착하게 만든다. 일부 연기 교사들은 이것을 보여 주기 식의 연기라 부른다. 역할의 생각과 감정에 깊이 연결되는 과정을 거치지 않고 인물의 외적 행동만을 모방하는 것을 말한다. 이러한 연기는 깊이가 없거나 공허할 수 있다. 어떤 종류의 긴장은 자신을 숨 막히게 하고 배우로서의 기능을 멈추게 할 무대 공포증이나 수행 불안(performance anxiety) 혹은 공황장애로까지 이어지게 한다.

혹자는 이렇게 생각할지도 모른다. "많은 아드레날린은 좋지 않나요? 그것이 연기에 도움을 주지 않나요?" 오직 부분적으로만 그렇다. 긴장은 위험부담을 가지는 것에 대한 두려움을 유발시킨다. 그것은 명확하게 생각하는 것을 방해하고, 배우가 공연에서 요구받는 모든 복잡한 과정을 수행하기 어렵게 만든다. 짧게 정리하면 긴장은 자신이 해야 할 일을 못하게 만든다. 심지어 모든 연기자가 효과적이고 사실적으로 역할을 연기하기 위해 머물러 있어야 하는 '자신이 누구인지', 즉 자신의 정체성을 순간적으로 잊게 만들 수도 있다. 그럼 배우는 어떻게 해야 될까? 나의 해결책은 이렇다. 처음 현장에서 연기를 시작했을 때 나는 알렉산더 테크닉을 시도했다. 그것은 모든 일을 어떻게 하면 더 쉽고 자연스럽게 하는지를 알려 주었다. 나는 더 자유롭게 호흡하며 유창하게 대화했으며, 가볍고 당당하게 움직이고 최선의 역량으로 연기했다.

이 책에 나온 모든 원리들은 알렉산더 테크닉을 기반으로 한다. 왜냐하면 나는 배우가 직업이기도 하지만, 동시에 알렉산더 테크닉 교사이기 때문이다. 드라마 스쿨에 있었을 때 이 테크닉에 대해 배웠고 그때 배웠던 것들 중 가장 소중하다. 알렉산더 테크닉은 몸 · 마음 · 목소리를 어떻게 사용하는지 알려 주었다. 나의 연기에 지속적으로 영향을 미쳤던 스스로의 감정 억압과 척추 통증에서 자유로워지는 방법도 알려주었다. 이후에 액터스 스튜디오 드라마 스쿨(Actors studio Drama school, 액터스 스튜디오는 1947년에 뉴욕에 설립된 배우 양성기관으로 말런 브랜도, 제임스 딘, 폴 뉴먼 등의 연기자를 배출하였다. 액터스 스튜디오에서 설립한 드라마 스쿨은 페이스 대학[Pace University] 내 대학원 과정이다.)에서 학생들을 가르칠 때 알렉산더 테크닉을 적용했고 이것은 나의 가르침의 기본 원리가 되었다. 또한, 알렉산더 테크닉을 기반으로 배우를 위한 독창적인 몸 · 마음의 훈련 시스템을 만들게 되었다. 이 책은 그 내용에 기초하고 있다.

알렉산더 테크닉의 핵심 원리는 감각적 자각(sensory awareness, 몸 · 마음 · 감각을 통한 자각), 자제심(inhibition, 오래된 비건설적인 습관들 멈추기), 디렉션(direction, 새롭고 건설적인 움직임을 위한 과정 안내), 건설적인 의식 통제(Constuctive Consicous Contro, 완전한 자기 사용)다. 알렉산더 테크닉의 창시자인 F. M. 알렉산더는 19세기부터 활동했으며, 그래서 그의 언어가 다소 고풍스러울 수 있다. 그래서 나는 그의 원리를 쉽게 이해할 수 있는 현대적인 말로 표현하고자 하였다.

감각, 포이즈(Poise, 평정), 디렉션(지시어), 선택. 이것은 알렉산더 테크

닉을 이해하는 데 있어 중요한 네 가지 개념이다.(저자는 정통 AT 용어인 디
렉션을 흐름[flow]으로 변경하였으나, 역자는 독자의 혼돈을 막고 다른 국내 서적들과의
어휘 통일을 위해 흐름을 원래 용어인 디렉션으로 번역하였음을 밝힌다. -역주)

앞부분에서 이 개념들을 깊이 다룰 것이다. 이 개념들은 자신을 분
리된 존재가 아닌 통합된 전체, 하나로 볼 수 있게 함으로써 새로운 방
향으로 인도하기에 충분하다. 이 네 가지 개념들을 알고 작업한다면, 몸
의 모든 부분들이 어떻게 하나의 조화로운 통합체로서 작동하는지 알
게 될 것이다. 움직일 때 각 부분의 근육들이 어떻게 움직임에 연관되
는지, 발성 혹은 이야기할 때 몸이 서로 어떻게 연결되는지, 지성과 감
정이 어떻게 몸에 영향을 미치는지 등. 마음은 몸과 갈등을 일으킬 필
요가 없다. 몸 · 마음은 상호 협응하며, 이 둘은 하나의 같은 연속체다.

20세기의 가장 훌륭한 연기자를 꼽자면 로런스 올리비에(Laurence Ol-
ivier, 배우이자 영화감독. 세 번의 오스카 상 수상, 특히 셰익스피어의 캐릭터 해석의 대가
였다.)가 있다. 그는 위의 문제들에 관해 대단히 고상하게 표현한 바 있
다. 1960년대에 영국 신사들이 체육관에서 운동하는 것은 흔치 않았는
데, 기자는 올리비에가 왜 체육관에 나가서 운동을 하는지 물었다. 올
리비에가 대답했다. "왜냐하면 몸은 목소리의 주체니까요." 그는 이렇
게 대답했을지도 모른다. "몸은 목소리 · 호흡 · 생각 · 감정 · 인간성의
주체니까요."

다음의 단어들을 되뇌이자. '감각, 포이즈, 디렉션, 선택.' 일주일 동
안 매일같이 이 말들을 반복한다면, 내면에서 미묘하지만 큰 변화의 시
작을 경험하게 될 것이다. 본능적으로 몸 · 마음 변형의 가능성과 필요
성뿐만 아니라, 그것을 피할 수 없다는 것을 느끼고 이해하기 시작할 것
이다. 이제, 그 여정을 함께 떠나 보자.

제1부

준비하기

1장
알렉산더 테크닉과 훈련

알렉산더 테크닉은 스트레스, 긴장, 불완전한 신체 정렬과 통증을 일으키는 정신적·신체적 습관을 어떻게 알아차리고 개선하는지를 배우는 심신통합적인 방법이다. 알렉산더 테크닉을 통해 자신의 움직임 속에서 매 순간 일어나는 일들을 의식하는 방법과 긴장을 일으키는 잘못된 정신적·신체적 사용을 예방하는 방법을 배울 수 있다. 또 더욱 긍정적이고 건설적으로 사고하는 방법과 정신적·신체적 총체로서의 자신을 사용하는 방법을 배울 수 있다. 알렉산더 테크닉을 공부할 때 학생들은 몸의 가벼움과 편안함, 그리고 차분함과 자신감을 느끼게 된다고 이야기한다. 불필요한 긴장감을 줄이면 더 큰 자각의 힘과 연기할 수 있는 준비, 깊고 편안한 호흡, 더 열리고 깊게 울리는 목소리, 집중력을 포함한 공연을 위한 전반적인 향상이 따라온다. 그것은 모든 배우가 원하는 것이다.

가끔 배우들은 이야기한다. "알렉산더 테크닉은 요가나 필라테스와 같은 것 아닌가요?" 이는 노스 캐롤라이나와 테네시가 같은 주라고 말하는 것과 같다. 노스 캐롤라이나와 테네시가 모두 미국에 속한 주이고 심지어 인접해 있지만, 같은 주는 아니다. 알렉산더 테크닉은 필라테스처럼 근육 운동이 아니며, 요가처럼 일련의 신체적 자세를 다루는 것도 아니다.

좀 더 정확히 말하자면, 알렉산더 테크닉은 자신의 몸에 대한 의식을 깨우고 비건설적인 습관을 변화시키는 것을 다룬다. 이것은 언제 어디서나 연습할 수 있다. 특별한 옷을 입을 필요도 없고, 매트도 필요 없다. 이것을 연습하기 위해 헬스장에서 한 시간 이상 투자할 필요도 없다. 자신이 원하는 곳에서 할 수 있고, 원할 때 원하는 만큼 할 수 있다. 이 방법을 통해 어떤 경험을 얻고 난 후에는, 단지 잠시 생각하는 것만으로도 긍정적인 변화를 만들어 낼 수 있다. 알렉산더 테크닉은 피트니스 프로그램이나 일련의 목표를 채우는 운동보다 훨씬 더 삶에 접근해 있다.

알렉산더 테크닉은 교사가 핸즈온(Hand's-on) 방식으로 교육한다는 점이 중요하다.(핸즈온은 알렉산더 테크닉 교사가 학생에게 디렉션을 통해 운동감각을 새롭게 전달하고 습관을 자제시키기 위한 '손의 접촉'을 말한다. -역주) 이 책의 개념과 원리, 연습뿐 아니라 공인된 교사와 함께 공부하길 모든 배우에게 추천한다. AT 교사의 손길과 그들이 개개인에게 기울이는 주의와 관심을 통해 많은 것들을 배운다. 공인 교사는 개인 레슨이나 그룹 워크숍을 통해 매우 정교하고 수준 높은 핸즈온 작업을 한다. 누워 있을 때와 서 있을 때에도 부드러운 움직임을 통해 학생을 안내한다. AT 교사가 하는 모든 것은 개개인의 학생들이 필요로 하는 것에 맞춰져 있다. 따라서 AT 교사는 비건설적인 습관을 정확히 가르쳐 줄 수 있다. 그리고 앉기, 서기, 구부리기, 뻗기 등 여러 가지 일상 동작들을 더 효율적인 방식으로 해낼 수 있는 방법을 보여 줄 수 있다.

AT 교사는 또한 배우의 연기 작업에 알렉산더 테크닉을 적용할 수 있다. 그래서 레슨 도중에 연기 대사를 하거나 노래를 불러야 할 수도 있다. 연기 파트너와 함께 발성할 때 신체적으로 무엇을 하는지 AT 교사의 지도를 받을 수도 있다. 교사는 배우가 연기 기술을 연습하는 동안 알렉산더 테크닉의 원리를 적용할 수 있게 도와줄 것이다. 내가 지금까지 경험한 것들 중 최고의 연기 도구가 바로 알렉산더 테크닉이다.

AT 교사는 당신을 객관적으로 관찰하여 배우로서 성장하는 데 매우 큰 도움을 줄 수 있다. 점차 당신이 최고의 선생이 되는 법을 배울 것이다. 왜냐하면 언제나 자기 자신 안에서 답을 찾게 하기 때문이다. 심각한 연기를 해야 할 때 스스로를 더 조이기 전에 자신의 중심을 찾아 새롭고 긍정적인 방식으로 발전하도록 할 것이다. 대사를 익힐 때 침대 위에서 어깨를 귀 근처로까지 올린 채 등을 구부리는 대신 더 편안하고 안정된 다른 방법을 찾을 수 있다. 노래 수업 전에 노래하는 것이 두려워 목을 조이는 대신 미리 몸·마음을 풀어 줄 수 있다. 그 자유로움을 공연 속으로 가져오는 방법을 배울 수 있다.

나는 알렉산더 테크닉이 연기 기법의 기본 요소라 생각한다. 왜냐하면 자신과 친밀해지게 해주기 때문이다. 결국, 다른 누군가로 변하기 위한 시작의 소재가 바로 자신이라는 것을 아는 것은 매우 중요하다. 예를 들면, 리처드 3세와 같은 극단적인 신체적 특징을 지닌 역할을 성공적으로 구현하기 위해 먼저 자신의 안정되고 균형 잡힌 '중립'적인 위치를 아는 것이 필요하다. 그렇지 않으면 자신이 발전시킨 각각의 캐릭터는 본의 아니게 개인적인 습관의 영역에서 튀어나온 특성의 일부와 함께할 수밖에 없다.

나는 알렉산더 테크닉과 연기를 어떻게 연결시키는지를 더 구체적으로 다룰 것이다. 그러나 그 전에 F. M. 알렉산더에 관해서 조금 이야기하려 한다. 알렉산더가 배우, 감독, 그리고 제작자였을 때부터 그에게 영향을 미친 문제는 어쩌면 당신에게도 영향을 미칠 수 있기 때문이다.

F. M. 알렉산더의 이야기

F. M. 알렉산더(Frederick Matthias Alexander)는 1869년 호주 연안에 있는 큰 섬인 태즈메이니아(Tasmania)에서 태어나 외딴 지역의 작은 농장에서 자랐다. 가족은 말들을 소유하고 있었고 알렉산더는 평생 승마를 즐겼다. 그는 매일 고도로 훈련되고 움직임이 잘 조율된 말들과 함께 생활했다. 그가 동물을 가까이서 관찰한 것은 후에 자신과 다른 사람들을 관찰하는 방식에 영향을 주었다. 청소년이 되었을 때 그는 연기와 낭독을 공부하기 시작했다. 그 시절에는 집이나 지역사회 센터 혹은 작은 극장에서 아마추어와 전문 연기자들이 노래를 부르거나 셰익스피어 선집과 시를 낭독하는 '실내 공연(parlor performances)'이 흔한 일이었다. 알렉산더의 수준 높은 낭독회는 그 지역에서 유명해졌다.

20대 초반의 젊은 그는 멜버른과 시드니에서 살았다. 그는 계속해서 연기를 공부했으며, 낭독회와 연극 공연, 사무직 등으로 수입을 보충했다. 그는 전문 배우로 전향했고 호주를 순회하는 자신의 극단을 차렸다. 또한 현대적 연기 학교를 설립하였다. 이것은 연기 교육에 있어 표준 교육과정-연기, 목소리, 화술, 움직임, 춤, 펜싱, 무술 액션 및 기타 관련 과목 수업-으로 여겨지는 최초의 공연 예술 학교 중의 하나였다. 이전까지 대부분의 배우들은 개인 지도나 극단에서의 '작업' 혹은 자신보다 경험이 많은 전문가들을 보는 것을 통해 단편적으로 배웠다. 이런 점에서 알렉산더는 여러 방면으로 획기적이고 혁신적이었다.

알렉산더가 연기 경력을 쌓아 가는 동시에 연기 방식의 문제들 또한 함께 쌓여 갔다. 결국 그는 연기 생활을 거의 그만둬야 할 지경에 이르렀다. 연기를 하는 동안 종종 쉰 목소리가 나왔고 때로는 정말로 심각했다. 그의 동료들은 그가 숨을 들이마실 때 소리가 들릴 정도로 헐떡거린다고 알려 주었다. 그리고 이것은 공연 때 그를 괴롭혔다. 그는 열심히 노력했고 접근 방식도 매우 꼼꼼했다. 간단히 말해서, 그는 지나치게 '올바르게' 하기를 원했다. 그의 '올바르게' 하려는 충동이 자신의 문제를 발생시키는 매우 중요한 원인이라는 것을 나중에 알게 되었다.

그것을 발견하기 전까지 알렉산더는 보이스 코치와 의사들에게 도움을 청했었다. 의사는 알렉산더의 목이나 발성 방식에 기본적으로 아무런 문제가 없다고 진단했고 2주간 목을 쓰지 않을 것을 제안했다. 휴식 후에 목소리는 돌아왔다. 그러나 공연을 재개하면 다시 목소리가 쉬었다. 알렉산더는 이러한 과정을 여러 번 반복했다. 중요한 공연 도중에 목소리가 나오지 않았고 좌절한 그는 다시 의사를 찾았다. 알렉산더는 목을 쓰지 않고 쉬는 것이 근원적인 문제를 해결해 주지 않는다는 것을 확신했다. 그에게는 아무런 신체적 문제가 없었기 때문에, 자신이 하는 어떠한 행동이 문제의 원인이 될 수 있느냐고 의사에게 물었다. 의사는 그럴 수 있다고 동의했으나, 알렉산더가 무엇을 잘못하고 있는지는 밝히지 못했다.

알렉산더의 발견

알렉산더는 놀라운 관찰력과 보기 드문 인내심으로 삼면거울 앞에서 서기, 앉기, 팔 올리기, 걷기 등의 일상적인 동작들을 연구하였다. 낭독 중일 때의 자신도 관찰하였고 이 과정에서 여러 가지를 알아냈다. 그는 말을 시작할 때, 머리를 뒤와 아래로 젖혀 목과 목구멍(후두) 부위를 압박했다. 이것이 그의 목소리 문제의 원인이었다. 그는 긴장으로 목구멍을 조이고 있었다. 머리로부터 목에 가해진 압력은 척추와 몸통에 긴장의 연쇄반응을 일으키며 전신에 걸쳐 진행되었다.

그는 또한 낭독할 때 어깨를 들어 올리고, 허리를 활처럼 구부리며, 다리가 경직된다는 것을 알았다. 이 문제 또한 머리를 뒤로 젖히는 것과 간접적인 연관이 있었다. 심지어 그가 낭독을 하지 않는 일상생활에서도 낭독할 때만큼은 아니지만, 그 습관이 분명히 나타나는 것을 발견했다.

그는 거울 속의 자신을 보며 모든 움직임이 머리를 뒤와 아래로 누르는 것에서 시작한다는 것을 알았다. 또한 숨을 헐떡거리는 것을 멈추고 호흡과 말하는 것을 직접적인 방법으로는 개선할 수 없다는 것도 알았다. 간접적으로 접근할 필요가 있었다. 머리가 척추의 최상위에서 평정하게 균형을 이루는 것이 가능할 때 전신에 걸친 압력이 사라져 간접적으로 쉰 목소리를 멈출 수 있었다. 그는 이 방식을 바꾸기 시작하는 데 수개월의 관찰과 실험, 시행착오가 필요했다.

알렉산더는 자신의 작업 결과로 많은 긍정적인 변화를 스스로 알아차렸다. 머리가 균형을 잘 이루고 있을 때 척추가 압박되지 않아 최상의 길이를 얻을 수 있었다. 어깨를 올리지 않았을 때 어깨는 자연스럽게 넓어졌다. 전체적으로 몸 전체에 걸친 긴장이 훨씬 줄어들었다. 그는 어떠한 결과를 성취하려 할 때(특히 낭독할 때) 자신의 생각하는 과정과 기질을 더 잘 알게 되었다. 알렉산더는 단순히 신체와 목소리의 변화뿐만 아니라, 자신의 온전한 변화를 위해 기본적으로 정신적 태도를 확실히 바꾸는 것이 필요하다는 것을 알았다.

그 당시 알렉산더의 작업이 얼마나 획기적이었는지는 아무리 강조해도 지나치지 않다. 지금 시대에는 몸과 마음이 연결되어 있다는 것을 당연시 여기고 있다. 정신적 스트레스가 신체적 스트레스의 결과가 될 수 있고, 그 반대도 가능하다는 것을 모두가 이해하고 있다. 그러나 1890년대 서양에서 이러한 개념은 전혀 통용되지 않았다. 마음은 육체보다 우월하다고 여겨졌다. 현재 우리가 부르는 심신 접근법 또는 보완법, 대체의학이나 통합의학에 대한 정보가(이것은 모두 미래에 있었다) 거의 없었다. 이것이 알렉산더의 발견을 더욱 주목할 만하게 만들었다.

알렉산더는 연기 경력을 쌓고 연기 학교와 극단을 운영하면서 수년간 자신의 목소리 문제를 완전히 뿌리 뽑았다. 더 이상 목소리는 문제가 되지 않았다. 그는 매우 집중적인 독학의 시간이 끝났다고 생각했다. 이후 목소리 문제를 가진 많은 배우들이 그에게 도와달라고 호소하기 시작했다. 게다가 대중 연설가들도 그를 찾아오기 시작했다. 의사들은 알렉산더 작업의 중요성을 깨닫고 천식 같은 호흡 문제가 있는 환자들을 그에게 보내기 시작했다. 알렉산더는 '호흡하는 사람(Breathing Man)'으로 알려지게 되었다.

1904년까지 알렉산더는 런던으로 가기 위해 돈을 모았고, 그래서 런던 중심부에 자리 잡을 수 있었다. 그는 더욱 많은 사람들에게 자신의 작업을 알릴 수 있었다. 자신의 테크닉을 당시 유명한 릴리 랭트리(Lillie Langtry, 1853-1929: 영국의 여배우로 당시 가장 아름다운 여배우로 손꼽힌다.), 헨리 어빙(Henry Irving, 1838-1905: 영국의 배우이자 극장 경영주. 셰익스피어 배우로 명성을 얻었고 배우로서는 처음으로 기사 작위를 받았다.)과 영화배우인 레슬리 하워드(Leslie Howard, 1893-1943: 영화 〈바람과 함께 사라지다〉(1939)와 〈피그말리온〉(1938)이 그의 대표작. 〈피그말리온〉으로 베니스 국제영화제에서 남우주연상을 수상했다.) 등 많은 배우들에게 가르쳤다. 그의 작업은 목과 허리 통증, 잘못된 자세, 수행 불안과 같은 다양한 문제를 가진 이들을 돕기 위해 확장되었다. 그는 유명한 과학자인 현대 신경학의 아버지로 불리는 찰스 셰링턴 경(Charles Sherrington, 1857-1952: 1932년 노벨 생리 · 의학상 수상), 켄터베리 대주교(영국 국교회의 최고 수장)인 윌리엄 템플(William Temple, 1881-1944), 영국 정치가 스태퍼드 크립스 경(Sir Stafford Cripps, 1889-1952), 저명한 지식인들이었던 올더스 헉슬리(Aldous Huxley, 1894-1963: 영국의 소설가, 문학평론가), 존 듀이(John Dewey, 1859-1952: 미국의 철학자, 교육 사상가), 조지 버나드 쇼(George Bernard Shaw, 1856-1950: 영국의 극작가, 소설가, 비평가)와 함께 일했다. 알렉산더는 1955년 86세로 생을 마감할 때까지 가르쳤다. 그는 자격을 갖춘 교사를 길러 냈고, 그의 영향력은 그가 떠난 후에도 계속해서 커지고 있다.

나의 연기 훈련

나는 영국에서 배우 훈련을 하던 때에 알렉산더 테크닉을 접했다. 발성과 움직임 훈련이 매우 강조되던 런던 아카데미 오브 뮤직 앤 드라마틱 아트(London Academy of Music and Dramatic Art, LAMDA: 1861년 설립된 영국에서 가장 오래되고 유명한 연기 학교)에 다녔다. 우리는 위대한 고전 연극에 깊이 빠져 있었다. 광범위한 캐릭터를 연기하고, 모든 시대와 여러 스타일의 연기를 확실히 할 수 있는 다양성이 강조되었다.

매우 황홀한 시간이었다. 하루 종일 수업을 받고 밤에는 연극 리허설을 했다. 대본을 익혔지만 이 모든 것을 다시 시작하기 위해 아침에 제일 먼저 도착했다. 주말과 리허설이 없는 몇 안 되는 저녁 시간에는 극장에 가곤 했다.

대부분 LAMDA의 학생은 영국인이지만 그 중에는 다른 나라에서 온 학생들도 있었다. 다양한 종류의 말투로 말하면서 자신의 기술을 열심히 갈고닦는 재능이 넘치는 젊은 사람들이 많았다. 세월이 어떻게 가는 줄 몰랐다. 그것은 매우 활력 넘치고 정열적이었으며 고무적인 시간이었다. 나는 그러한 시간들을 아주 좋아했다. 그러나 나는 매우 긴장되어 있었다.

모든 일들이 잘 되어 가고 있다고 생각했다. 나는 모든 것을 '올바르게' 하기 위해 노력했다. 이것은 알렉산더가 가졌던 기본적인 문제와 같았다. 나는 학교에서 유명한 '모범생'이었다. 그 결과 긴장된 아치형의 허리와 굽은 어깨, 움푹 들어간 가슴, 그리고 거북목(성대를 압박하고 호흡을 방해하고 목소리를 제약하는)으로 나타났다. 나는 앞쪽으로 몸을 기울이고 있었다. 몸에 대한 나의 태도는 "내가 원하는 것은 무엇이든지 곧장 할 수 있다!"는 식이었다. 난 19살이었지만 요통으로 고통받고 있었다. 학교 측은 엑스레이 검사를 위해 나를 의사에게 보냈다. 의사는 신체적으로 척추와 등 근육에는 별 문제는 없다고 했지만, 등 전체에 극도로 강직된 긴장이 있다고 진단했다.

운 좋게도, 진단 직후에 학교에 알렉산더 테크닉 교사가 채용되었다. 그녀의 이름은 글린 맥도널드(Glynn MacDonald)였다. 매주 함께하는 작업을 통해서 어떻게 내 자신에게 신체적으로, 목소리로, 정신적으로 불필요하게 압력을 가하고 있었는지 보여 주었다. 그녀는 지나치게 권위적이거나 무조건 칭찬해 주지도 않았다. 창조적인 영감을 주기보다는 부드럽고 건설적이며 간접적인 방식이었다. '전체로서의 자기(whole self)'를 다루는 미묘한 핸즈온 수업은 나에게는 학교에서 가장 중요한 수업이 되었다. 다른 모든 수업이 유익하고 이로웠지만 그것들은 모두 음성,

화술, 움직임과 같은 개별적인 측면 즉, 나의 한 '부분'을 다뤘다. 내가 통합된 하나라는 것을 알 수 있게 도와주는 알렉산더 테크닉 수업은 나를 균형 잡히고 조율된 전체로서 연기할 수 있게 해주었다.

나는 알렉산더 테크닉의 효과를 바로 경험했다. 나는 (정신적·신체적으로) 어깨의 무게감이 줄어드는 것을 느꼈다. 가장 중요한 것은 스스로 몸과 생각을 통제하면서 차분해지고 더 중심에 있음을 느꼈다. 알렉산더 테크닉 입문은 나의 연기 접근 방식에 근본적인 변화를 가져왔다. 자신 안에서 균형을 잘 이룰 수 있다면, 차분히 스스로에게 주의를 둘 수 있다는 것을 처음으로 이해했다. 그로 인해 체계적이고 건설적인 방식으로 나의 일에 접근할 수 있었으며, 극한 상황이나 때로는 저돌적인 사람들과도 함께 일할 수 있었고, 최선의 노력을 다할 수 있었다.

알렉산더 테크닉을 공부하면서 나의 요통은 사라졌다. 왜냐하면 나를 사용하는 방식을 변화시키는 방법을 배웠기 때문이다. 나의 호흡은 개선되어 전보다 깊고 자유롭게 흘렀다. 나는 일상생활과 수업, 리허설에서 훨씬 더 이완되는 것을 느꼈다. 내가 하고 있는 일에 너무 걱정하지 않고, 그저 매 순간 그 일을 행했다.

나는 미국으로 돌아와서 뉴욕으로 이사했고 극장에서 일하기 시작했다. 알렉산더 테크닉은 오디션을 보거나 캐스팅 디렉터를 만날 때, 일자리를 찾기 위해 '거리를 누비는 동안에도' 깨어 있음을 유지할 수 있게 도와주었다. 그것은 번잡하고 북적거리는 도시와 치열한 포화 상태의 작업 속에서도 스스로 균형을 이루고 평온할 수 있게 해주었다. 또한 오디션이나 공연을 할 때 나의 연기 선택을 대담하게 만들어 주었다. 나는 열정적으로 시도하고, 기꺼이 실수를 저지르고, 너무 조심하지 않도록 영감을 받았다. 이런 경험은 나를 배우로 성장시키는 데 있어 매우 소중했다.

그러나 나는 여전히 너무 열심히 일했다. 한번은 교통 체증에 걸린 버스 안에 있었다. 늦은 것도 아니었고 목적지에 도착할 시간도 충분히 있었다. 그러나 몸 전체가 앞으로 기울어지고 있었다. 무의식적으로 버스가 앞으로 가도록 돕고 있었던 것이다. 나 자신과의 작업이 더 많이 필요하다는 것을 깨달았다. 그리고 영국에서 공부할 때 나에게 가장 많은 도움을 준 것이 알렉산더 테크닉이라는 것을 깨달았다. 이제는 뉴욕에서 알렉산더 테크닉을 공부해야 할 때였다.

나는 매우 실력 있는 알렉산더 테크닉 교사인 바버라 켄트(Barbara Kent)를 찾았다. 그녀는 공연 예술가들이 느끼고 있는 압박에 대해 잘 이해하고 있었다. 그녀 자신도 공연 예술가였기 때문이다. 그녀는 줄리아드 음대에서 성악을 공부했고 알렉산더 테크닉과 발성을 가르쳤다. 나는 연기와 오디션을 보면서 1년 반 동안 그녀와 함께 공부했다. 그 후 알렉산더 테크닉의 방법, 자기에 대한 깊은 이해, 배우로서 유용한 도움을 받기 위해, 그리고 다른 이들에게 알렉산더 테크닉을 가르치는 법을 배우고자 교사 과정에 들어가기로 결심했다. 나는 내가 가장 열정을 쏟는 알렉산더 테크닉과 연기, 이 두 가지를 결합하는 것에 들떠 있었다. 3년간의 알렉산더 테크닉 교사 과정은 순식간에 지나갔다.

액터스 스튜디오 드라마 스쿨

내가 가장 보람을 느꼈던 곳은 액터스 스튜디오 MFA(예술 석사 학위) 프로그램을 진행할 때였다. 나는 브라보 방송의 유명한 프로그램 〈인

사이드 디 액터스 스튜디오(Inside the Actors Studio)〉의 제작자인 딘 제임스 립턴(Dean James Lipton)과 일하게 되었다. 딘 립턴은 액터스 스튜디오의 다른 지도자들과 함께 스튜디오 멤버들이 사용하는 연기술을 기반으로 3년간의 MFA 프로그램을 개발하였다. 그 중에서도 사람들이 '메소드 연기(method acting)'라고 부르는 심도 있는 개인적인 연기 접근법을 사용하였다. 이 방식은 20세기 초 일반적인 연기로 이해되었던 진부한 몸짓과 과장된 감정 연기와 진실되게 보이고 초월적으로 느껴지는 위대한 예술가들의 차이를 찾고자 노력했던, 러시아의 배우이자 연출 및 연기 이론가인 콘스탄틴 스타니슬랍스키(Constantin Stanislavski, 1863-1938)의 가르침에 기반하고 있다.

　MFA 프로그램이 만들어지고 얼마 지나지 않아 나는 알렉산더 테크닉 교사로 학생들을 가르치게 되었다. 내가 학생들을 위해 구성한 알렉산더 테크닉 수업은 다른 어떤 수업과도 달랐다. 나는 딘 립턴과 그의 조수, 학교 교수들로부터 프로그램에 관한 정보를 모았다. 나는 다양한 선생님들의 수업을 보았고 그들이 어떻게 작업하는지 알 수 있었다. 학생과 프로그램을 위한 것이 무엇인지 찾기 위해 교실에서 학생들과 많은 실험을 했다. 알렉산더 테크닉 수업이 다른 프로그램에서 학습한 것들을 보완하길 원했다.

　배우를 위한 알렉산더 테크닉과 움직임을 가르치는 많은 방식들이 있지만, 모든 연기 안에서의 선택과 충동-자신이나 외부에 의해 강요된 것이 아니라, 정서적인 동기로부터 비롯된 움직임과 몸의 사용-을 확실하게 하기 위하여 접근 방식을 간소화시키고 싶었다. 이러한 방식은 가끔 독특하고 놀라우며 예기치 못한 결과로 이어졌다. 나의 접근 방식이 유기적이고, 규정짓지 않고, 열려 있기를 원했다. 이러한 방식으로 작업하는 것은 재미있었고 도전적이었다.

배우의 몸을 안무하듯 움직이는 방식을 포함해 연기에서 '고전적인' 접근법을 시도하기도 했다. 가면을 사용하고 '시대극'(셰익스피어의 작품과 왕정복고 시대의 희극 같은 과거의 연극들)을 종종 안무 방식으로 다루기도 했다. 모든 훌륭한 배우들은 같은 것을 찾고 있었다. 그것은 진실되고 설득력 있는 공연을 통해 관객들이 '불신을 멈추고' 배우를 그가 연기하는 역할로 받아들일 수 있도록 하는 것이다. 어떤 장르든 간에 배우는 움직임을 자신의 것으로 만드는 것과 함께 그것의 정서적 충동을 찾아야만 한다.

액터스 스튜디오 MFA 프로그램에서의 시간은 매우 고무적이었다. 그리고 그 창의적인 환경에서 이 책에 나오는 많은 방법과 연습들을 발전시켰다. 우리는 중심 잡기와 스트레칭, 부드러운 강화 운동, 리드미컬한 연습을 포함한 몸풀기 등을 했다. 우리는 목, 어깨, 몸통, 고관절과 같은 다양한 신체 부위를 탐색했다. 우리는 몸이 어떻게 구성되어 있고, 다른 부위들과 어떻게 연결되어 있으며, 어떻게 균형을 잡고, 어떻게 움직이는지를 다뤘다. 나는 그들이 소리를 내면서 걷기, 달리기, 앉기, 구부리기, 뛰기, 뻗기와 같은 다양한 움직임 속에서 자유로움과 유연함을 찾고 그 움직임 속에서 신체적 습관을 찾도록 도왔다. 바닥에서 하는 작업들도 있었다. 이때 학생들은 집에서도 연습할 수 있는 몸을 풀어 주는 많은 기술들을 배웠다. 수업의 마지막 10분은 학생들 개개인과 그들이 필요로 하는 개별화된 수업을 진행했다.

수업은 다음의 원리를 토대로 진행하였다.

— 확장과 수축
— 자연스러운 것과 스스로 멈추는 것

- 감각과 무감각
- 용기, 가능성과 두려움
- 열려 있음과 닫혀 있음
- 수용과 지나친 비판
- 균형과 고정
- 흐름과 갑작스럽고 억지스러운 움직임
- 자신의 주변 공간에 대한 감각
- 자신과 주변 사람에 대한 감각
- 몸의 흐름과 감정의 흐름
- 새로운 탐색과 이미 알고 있는 것
- 자기만의 시간
- 과정과 결과
- 자신에 대한 평생 학습을 시작한다는 것에 대한 이해

언제 어디서든지 할 수 있는 간단한 연습들이다. 첫 번째 연습 후에 필기를 위한 공책과 펜, 노트북 혹은 핸드폰이 필요할 것이다. 연습이 간단할수록 많은 이점들이 있다. 첫째, 기억하기 쉽다. 둘째, 많은 시간이 필요치 않아 바로 실천할 수 있다. 이 책을 통해 자신에게 가장 도움이 되는 연습을 기억하고 그것을 일상생활에서 할 수 있다. 이것은 개인적 일상에서 몇 분의 시간만 차지할 뿐이다. 생산적으로 작업할 수 있는 다음과 같은 자투리 시간을 찾아보자.

- 아침에 잠에서 깬 직후
- 밤에 잠자기 직전
- 점심시간 직전 혹은 후, 작업 중의 휴식
- 교통 체증으로 기다릴 때
- 거리에 서 있거나 걸을 때 혹은 신호가 바뀌길 기다릴 때

― TV 시청 중이거나 인터넷을 할 때

자기관찰하기 _ 연습 1

의자에 편안하게 앉는다. 뻣뻣하게 몸을 위로 세우거나 아래로 축 처
지지 않게 한다. 차분하게 자신의 주변 공간을 생각한다. 발은 바닥에
두고 손은 무릎 위에 둔다. 눈은 그대로 뜬다. 방과 방 안에 무엇이 있는
지, 방 안과 바깥에서 어떤 소리가 나는지 의식해 본다.

- 호흡을 의식한다. 들숨과 날숨을 감각할 수 있는지 본다. 만약 호흡
  이 얕거나 숨을 멈춘다면 메모해 둔다.
- 발가락에서부터 머리까지 자신을 살펴본다. 몸과 근육에서 무엇이
  알아차려지는가? 어떤 긴장이 느껴진다면 메모해 둔다.
- 억지로 호흡을 강요하지 말고 편안하게 내버려 둘 것을 스스로에게
  허용한다. **자신의 몸이 그것에 반응한다고 생각한다.**
- 자신의 모든 근육이 편안해진다고 스스로에게 허용한다.
- 고요하게 앉아 근육을 편안하게 하는 것과 들숨과 날숨의 호흡의
  흐름에 주의를 둔다. 이러한 방식으로 3분 정도 자신을 관찰한다.

이렇게 자신이 있는 공간을 안다. 연습을 거듭할수록 '중심'을 찾을
수 있을 것이다. 그리고 이 중심이 자신의 '새로운 자연스러움'이 될 것
이다. 이것은 연기하는 데 있어 이상적인 공간이기도 하다.

몸·마음 일기 _ 연습 2

공책이나 펜, 노트북 혹은 핸드폰을 이용해 몸 · 마음 일기를 쓰기 시작해 보자. '자기관찰하기' 연습을 하면서 마음속을 지나가는 모든 것을 적는다. 지나치게 많이 생각하지 말고 무슨 생각을 하였는지, 무엇을 느꼈는지, 공간에 대해서 무엇을 알아차렸는지, 자신에 대해서 무엇을 알아차렸는지 등을 적는다. 만약 "난 별로 알아채지 못했다"라고 한다면 조금 더 깊이 파고든다. 더웠는가, 추웠는가? 몸의 어떤 긴장을 알아차렸는가? 만약 그렇다면 어느 부위인가? 그것은 선명한가, 둔한가, 희미한가, 분명하게 존재하였는가? 아픈 곳이 있는가? 몸에 불편한 부분이 있는가? 감각이 없거나 딱딱하게 의식되는 부분이 있는가? 호흡에 관해서 알아차린 것은 무엇인가? 이 연습을 하는 동안 그것들이 변화되었는가? 몸과 호흡에 영향을 미치는 근육의 긴장을 해소시키라는 지시를 주었는가?

이것을 일기장의 첫 번째 항목으로 한다. 이것은 출발점이므로 기억해 두는 것이 좋다. 그래야 나중에 비교해 볼 수 있고 이정표로 사용할 수 있다. 몸 · 마음 일기를 쓰기 위해 하루의 시작이나 끝에 몇 분의 조용한 시간을 가질 것을 제안한다. 계속해서 일기를 적어 간다면 자신의 정신적 · 신체적 장애물을 제거하는 기초가 되어 줄 것이다.

바닥으로 내려가기 _ 연습 3

　이 연습을 할 때 쪼그리고 앉는 것이 불편하다면, 무릎 꿇은 자세에서 엉덩이부터 바닥으로 내려온다. 또 누울 때는 윗몸일으키기 동작처럼 내려가 눕는 것을 최대한 피해야 한다. 그 동작은 목과 어깨에 과도한 긴장을 야기한다. 따라서 옆으로 내려가 눕는다면 그러한 문제를 피할 수 있다. 잠자리에 들 때도 이 방법은 유용하다. 중요한 것은 움직이는 동안 계속해서 몸이 길어지게 유지하고, 가능한 한 몸을 자유롭게 두는 것이다. 그리고 계속해서 호흡을 의식한다.

- 두 발을 벌리고 선다.
- 내 척추가 위로 길어진다고 생각한다.
- 위로 향한다고 생각하면서 무릎을 앞으로 구부리는 동시에 고관절에서부터 상체를 앞으로 기울인다.
- 그대로 구부리면서 쪼그리고 앉는다.
- 필요하다면 내려가는 도중 의자를 잡는다.
- 바닥이나 매트에 앉는다.
- 한쪽 팔은 머리 위로 향하고, 바닥 위로 미끄러지듯이 움직이면서 옆으로 눕는다. 다리는 반대 방향으로 쭉 편다.
- 등을 바닥에 대면서 상체를 굴리듯이 돌린다.
- 이런 움직임은 연기 과정에서 중요한 부분임을 상기한다.

건설적 휴식 - 세미수파인 자세 _연습 4

건설적 휴식이라는 말은 바닥에 누워서 머리를 받치고 무릎을 구부린 자세(알렉산더는 세미수파인[semi-supine] 자세라 불렀다)로 쉬는 것을 말한다. 이는 호흡의 편안한 흐름과 자연스러움을 촉진시키는 자세이며, 몸과 마음의 긴장을 풀어 주는 자연스러운 방법이다.(세미수파인 자세는 긴장을 해소할 뿐 아니라 요통과 척추 관절 문제, 턱관절과 다양한 근육통에 매우 효과적이다. -역주)

머리 받침대로는 얇은 책이나 수건을 여러 번 접은 단단하지만 딱딱하지 않은 것이 가장 좋다. 만약 머리를 받치지 않는다면, 머리는 뒤와 아래로 움츠려 들어 후두부에 압박을 주고 목과 어깨로까지 그 압박이 이어진다. 받침대가 자신에게 편안할 만큼 충분한 높이인지 확인한다. 사람에 따라 다르겠지만 보통 주변에 있는 2~7cm 두께의 책이 적합할 것이다. 흉곽 하부에 손을 올려놓으면 가슴과 어깨를 여는 데 도움이 된다.

- 카펫이 깔린 바닥이나 운동용 매트에 등을 대고 눕는다.
- 머리를 받치기 위해 책을 머리 밑에 놓는다.
- 두 다리를 고관절 너비로 벌린 다음 무릎을 구부리고 발바닥은 바닥에 놓는다.
- 만약 허리가 아프다면 다리를 의자에 올려서 받쳐 준다.(무릎을 구부려 종아리 부분만 의자 위에 올려놓는다. -역주) 허리의 긴장이 해소되도록 중력이 도와줄 것이다.
- 흉곽 하부에 손을 얹어 호흡을 느껴 본다.
- 바닥이 몸을 받치도록 허용한다. 바닥에 닿아 있는 자기 자신과 공간을 의식한다.
- 호흡을 의식한다. 빠른가, 느린가? 고른가, 불규칙한가? 한쪽 흉곽이 다른 쪽 흉곽보다 더 많이 움직이는가? 판단하지 말고 관찰해 본다.

- 머리부터 발끝까지 자신의 몸을 의식해 본다. 긴장이 느껴지는가? 긴장을 자각해 본다.
- 몸과 마찬가지로 자신의 생각에 대해 알아차려 본다. 마음이 산만해지면 몸에 의식을 둔다. 자기 자신과 호흡을 느껴 본다.
- 이 자세로 5~10분가량 머무른다.
- 자신과 함께하는 이 시간을 기쁘게 받아들인다.
- 이것을 매일 연습한다. 충분한 가치가 있다.

바닥에서 일어나기 _ 연습 5

이 동작을 습관적인 방식으로 할 경우 엄청난 긴장을 불러일으킨다. 다음의 연습은 아침에 잠자리에서 일어날 때도 매우 유용하다. 앞으로 바로 일어나는 것보다 옆으로 굴러서 일어나 보자. 목과 어깨, 허리에 가해지는 압박이 훨씬 줄어들 것이다.

- 몸을 옆으로 굴린다.
- 손으로 바닥을 짚어 앉는 자세를 돕는다.
- 앉는 동안 목과 어깨, 허리가 편안한지 관찰해 본다.
- 자세가 달라질 때마다 잠시 멈춰(pause) 몸에게 적응할 시간을 준다.
- 쪼그리고 앉는 자세를 취한다. 그런 다음 서기를 한다.
- 또는 한쪽 무릎을 꿇고 다른 한쪽 발을 앞에 딛고 서 있는 자세로 진행한다.
- 일어서는 동안 몸 전체, 특히 목과 허리를 편안하게 한다.
- 일어서는 동안 몸을 통합된 전체로 사용한다.
- 어떻게 느껴지는가?
- 바닥에서 일어난 후에 걸어 보면서 어떻게 달라졌는지 관찰해 본다.

앉기 _ 연습 6

우리는 하루에도 많은 활동을 한다. 우리는 항상 행한다(doing). 우리가 불필요한 행위(doing)를 멈추면 어떻게 될까? 이 연습에 필요한 것은 단지 의자와 몇 분의 시간이다. 버스나 지하철을 탔을 때나 운전할 때도 연습할 수 있다. 병원에서 앉아 기다리거나 혹은 집에서 휴식을 취하면서도 시도해 볼 수 있다. 오디션을 기다리는 중에 옆 사람과 초조하게 이야기를 나누는 것보다 이것을 실천해 본다. 리허설을 준비할 때 하루의 산만한 사건들을 빠르고 능률적으로 해결하고, 당장의 일에 자신을 데려오는 데 유용한 방법이다.

- 등받이가 직각인 의자에 편안하게 앉는다.
- 의자 뒤쪽 끝에 앉아 등받이에 기대거나 의자 앞쪽 끝에 앉아 척추를 편안하게 세운다. 의자 중간 부분에 앉게 되면 때로 척추를 편안하게 세우기 힘들다.
- 발바닥은 바닥에 붙이고 어깨와 가슴이 펴지도록 두 손을 무릎에 올린다.
- 허리가 불편하면 작은 베게나 둘둘 말린 스웨터를 허리 뒤에 받쳐 척추가 편안하게 세워질 수 있게 한다.
- 의자에 닿아 있는 좌골과 등받이에 받쳐져 있는 척추를 의식한다. 바닥에 닿아 있는 발바닥과 몸 전체를 의식해 본다. 공간을 의식한다.
- 긴장을 자각한다.
- 척추를 뻣뻣하게 세우려 하거나 아래로 구부정하게 무너뜨리지 말고 편안하게 세워지도록 한다. '자세를 만들어 내려' 하지 말고 몸 전체를 의식하고 허용한다. 무엇을 하려 하는지 관찰해 본다.
- 호흡은 어떻게 느껴지는가? 빠르거나 느린가? 고르거나 고르지 않

은가? 깊거나 얕은가?

● 몸과 마찬가지로 자신의 생각에 대해 알아차려 본다. 마음이 산만해
  지면 몸에 의식을 둔다. 자기 자신과 호흡을 느껴 본다.

● 3분 정도 어떤 변화가 있는지 관찰해 본다.

● 이것을 나는 '의식하기'라 부른다. 정신적 · 신체적 · 감정적 자기관
  찰에 대한 감각을 키우기 위해 매일 연습하면 좋다. 배우에게 도움
  이 되는 연습이다.

호흡 _ 연습 7

● 세미수파인 자세로 눕거나 의자에 편안한 자세로 앉는다.

● 자신의 몸이 완전한 길이로 편안하게 확장될 수 있게 놓아둔다. 하
  려 하지 말고 생각만 한다. 몸은 생각에 반응할 것이다.

● 두 손은 흉곽 하부에 둔다.

● 호흡이 폐의 아랫부분까지 내려가는 것을 의식한다. 하려 하지 말
  고 의식만 한다.

● 편안하게 호흡이 들어오고 나가는 것을 의식한다.

● 호흡이 나갈 때 탄성음 '하~'를 한다. 들숨을 간섭하지 말고 자연스
  럽게 숨이 쉬어지도록 허용한다.(알렉산더의 '위스퍼 하~[whisper ah~]
  호흡'이다. 내쉴 때 입으로 '하~' 하고 공기가 빠져나가는 탄성음을 낸다. '위스
  퍼 하~' 호흡 연습의 자세한 과정이 149쪽에 소개되어 있다. −역주)

● '위스퍼 하~'를 한 후, 들숨이 자연스럽게 들어올 때까지 기다린다.
  숨이 들어오면 다시 '위스퍼 하~'를 한다. 세 번 반복한다.

● 이 연습은 신체적 · 감정적 긴장을 해소시키는 데 도움을 주고, 연기
  하는 데 있어 좀 더 열린 자세를 갖게 도와줄 것이다.

이 연습은 움직임에 몸·마음의 자유를 가져오기 시작하는 부드러운 방법이다. 최대의 신장을 이룰 수 있도록 스스로에게 허용한다.(최대의 신장이란 불필요한 긴장으로 인해 짧아지고 줄어든 상태가 해소되어 나타나는 고유한 자신의 높이, 키를 말하며, 여기서는 스스로 잡고 있는 불필요한 긴장을 자제하고 몸이 원하는 본연의 방향을 허용하라는 뜻이다. -역주) 이것은 강제하지 않고 몸에 활력을 불어넣어 준다. 척추가 위를 향해 릴리즈(release)되는 동안 다리가 바닥을 향해 릴리즈되는 것을 생각하면 몸에 필요한 역동성을 회복하는 데 도움을 준다.(릴리즈는 이완[relax]과는 섬세한 차이가 있는 용어다. 스스로가 불필요하게 잡고 있는 긴장[doing]을 자제하는 것을 통해 몸이 하나의 전체로서 긴장을 해소하고 연결을 회복하는 과정이다. 단순한 해소, 해방 이상의 뜻을 내포하고 있어 원어 그대로 썼다. -역주) 팔을 위와 옆으로 뻗는 것은 어깨가 앞으로 굽는 경향을 막고, 불필요한 간섭 없이 팔이 옆에 매달려 있게 한다.

이 간단한 움직임은 몸통이 아래와 안쪽보다 위와 바깥쪽으로 향하게 도와준다. 신체적으로 여는 것은 동시에 감정적으로 열리는 것을 돕는다. "그래, 나는 모든 방향으로 내 자신을 열 준비가 되어 있다"고 말할 수 있게 된다. 이는 리허설이나 공연을 시작하기에 좋은 상태다!

- 두 발을 벌리고 선다. 너무 바르게 서 있으려 하거나 구부정해지지 않도록 한다.
- 내 척추가 길어지고 넓어진다고 생각한다.
- 내 어깨가 중심으로부터 넓어진다고 생각한다. 팔은 편안하게 몸통 옆에 매달려 있다.
- 호흡이 폐의 제일 아랫부분까지 내려가는 것을 의식한다.

- 몸의 앞, 뒤, 옆을 모두 의식한다. 자기 자신의 몸이 3차원이라는 것을 기억한다.
- 발이 닿아 있는 바닥과 머리 위쪽 방향을 의식해 본다.
- 양팔을 천천히 어깨 양옆으로 들어 올린다.
- 두 팔을 공간에 받쳐지듯 가볍게 들어 올린다.
- 두 팔이 양옆으로 길어진다고 생각한다.
- 내 척추가 길어지고 넓어지고 어깨가 중심으로부터 넓어지면서 손가락 끝이 길어진다고 생각한다.
- 양팔을 내려놓는다.
- 어깨를 들어 올리거나 움츠리지 않는다. 어깨가 중심으로부터 넓어지고 손가락이 길어진다고 생각하면서 양팔을 천장을 향해 들어 올린다.
- 몸과 마음이 열리도록 허용한다. **몸과 마음이 서로 주고받을 수 있는 준비 상태가 된다.**

몸·마음의 목표 _ 연습 9

이 연습은 매우 유용한 지침이며 많은 것을 배울 수 있다. 자신의 대답을 쉽게 찾을 수 있는 안전한 어딘가에 둔다. 가급적 몸 · 마음 일기에 써본다. 이 책을 통해 연습하는 동안 몇 주에 한 번씩 목록을 체크한다. 이는 '몸 · 마음의 목표' 코스를 계속할 수 있는 쉬운 방법일 뿐 아니라, 자신에게 유용한 것을 평소에 더 자주할 수 있게 상기시켜 주는 방법이다.

- 의자에 편안하게 앉는다.
- 몸 · 마음을 관찰한다. 기분이 어떤가? 지금 이 순간 자신은 어디에 있는가?

- 내 척추가 길어지고 넓어진다고 생각한다.
- 호흡을 의식한다. 호흡이 자연스럽게 나가고 들어오는 것을 허용한다.
- 마음을 비우도록 의식한다. 걱정들을 잠시 치워 둔다. 그들은 연습이 끝날 때까지 거기에 있을 것이다.
- 부드럽게 '위스퍼 하~'를 세 번 한다.('위스퍼 하~' 연습은 149쪽 참조)
- 비운 마음으로 몇 분간 앉아 있는다.
- 몸이 마음, 감정과 어떻게 연결되는지 관찰해 본다. 뭔가 관찰되어지는 것이 있는가? 있으면 적어 본다.
- 자신의 몸 · 마음에 관한 것 중 바꾸고 싶은 게 있는가? 그것을 적어 본다.
- 자신에게 무리해서 강요하지 않는다.
- 두 목록을 보고 추가할 것이 있는가?
- 세 번 더 '위스퍼 하~'를 한다.
- 마음이 비어지도록 내버려 둔다.
- 이것은 점진적인 과정임을 상기한다. 한 번에 모든 것을 바꿀 필요는 없다.
- 내면을 고요하게 한다. 자신의 내면에서 변화를 창조할 수 있다.

2장

감각적 자각

모든 배우는 자신의 감각을 적극적으로 사용한다. 시각, 청각, 미각, 후각, 촉각과 같은 감각들은 연기를 준비하는 데 있어 가장 중요한 도구다. 감각은 경험의 질을 높일 뿐만 아니라, 자신의 세계를 정의하고 표현하는 데 도움을 준다. 감각은 자신과 다른 사람들, 그리고 주변의 삶을 인지할 수 있게 해준다. 감각은 또한 인간이 무엇인지를 정의하는 데 도움을 준다.

값 비싼 벨벳이나 아기 피부, 새로 손질한 고양이 털과 같이 부드러운 것을 만질 때, 그 촉각의 경험은 자신의 예리한 촉감을 통해 개인적인 경험으로 각인되며, 손끝으로 느낀 것을 토대로 감정적인 경험을 하게 된다. 감정과 화법과 함께 감각은 자신과 외부 세계 사이를 오가며 인간의 경험을 전달한다.

감각기관은 신경계의 일부분이고, 환경으로부터 받은 정보와 내면으로부터 나온 정보를 해석하고 전달하는 정교한 통로다. 물질세계로부터 얻은 정보가 감각기관을 통해 전달되면 뇌에서 그 정보를 해석한다. 자각은 정신적, 신체적, 정서적 경험이다. 이 세 측면은 서로 얽혀 있어 분리될 수 없다. 가령, 나는 분주한 길 한가운데에 서 있다가 파이프 담배 냄새를 맡자마자 아버지가 생각나고 갑자기 눈물이 고인다. 왜냐하면 아버지는 젊었을 때 돌아가셨기 때문이다. 또한 어떤 특정한 향수 냄새를 맡으면 어렸을 적 외출 준비를 하던 어머니가 떠오른다. 어머니는 아직 정정하시기에 이런 재경험은 나를 기분 좋게 한다.

　어떤 배우들은 연습할 때 스타니슬랍스키가 고안하고 리 스트라스버그(Lee Strasberg, 1901-1982: 미국의 연극 연출가, 배우, 교사. 미국에 스타니슬랍스키 방식을 주창하였으며, 액터스 스튜디오의 공동 설립자로 이름난 연기자를 양성해 연기 교사의 제1인자로 꼽힌다.)가 발전시킨 고전적 방법인 **감각기억** 혹은 정서적 기억 연습을 사용한다. 삶에서 실제로 일어나는 일들을 통해 이 연습을 유도한다. 이 연습은 긴장을 완화하도록 고안되었고, 긴장의 완화로 강화된 감각을 통해 그 사건들을 자세하고 생생하게 기억해서 감정적으로 어떻게 느꼈는지를 떠올리도록 돕는다. 때로는 그 경험을 다시 체험하는 것 같다. 감각기억은 자신이 과거에 경험한 진짜 느낌을 현재 연기하는 장면에 적용하도록 돕는다는 이론이다. 고전적인 감각기억 연습을 해본 적이 없다 하더라도 모든 배우들은 현재의 감각 정보를 사용하고, 끊임없이 감각 정보를 기억한다. 이는 자연스럽고 본능적으로 이루어지는 것이며, 배우로 만드는 한 부분이기도 하다.

　나는 워크숍에서 가장 쉬운 감각기억 연습을 가르친다. 사람들에게 의식하지 말고 평상시처럼 걸어 볼 것을 요청한다. 그런 후에 피곤할 때는 어떻게 걷는지 보여 달라고 한다. 대개 사람들은 구부정해지고, 몸을 늘어뜨리고, 어깨를 앞으로 움츠리며, 때로는 목을 앞으로 빼기도 한다. 그리고 조금 느리게 걷는다. 그 다음에는 늦었을 때 어떻게 걷는지 보여 달라고 한다. 사람들은 좀 더 빨리 걷고 허둥지둥하면서 일반적으로 몸 전체를 앞으로 기울인다. 마치 더 빨리 도착할 것처럼 말이다. 마지막으로, 늦었지만 피곤할 때는 어떻게 걷는지 보여 달라고 한다. 사람들은 두 가지 형태의 걸음을 섞어서 보여 준다.

이 연습을 여러 번 가르쳤는데, "내가 피곤할 때 어떤지 기억이 안 나요" 혹은 "내가 늦었을 때 어떤 기분인지 기억할 수 없어요"라고 말하는 것을 들어 본 적이 없다. 그들은 깨닫지 못하지만 그런 상황들에서 어떻게 걷는지를 기억하는 것은 그들의 감각을 통해서다. 감각과 생각은 자신에 대한 의식을 확장하는 기반이 된다.

운동감각과 고유수용감각

우리는 어떤 것에 대해 빠르게 '본능적인 반응'을 보이고, 본능에 의해 결정 내리는 것을 편안하게 느낀다. 종종 솟구치는 감정을 느끼곤 한다. 대부분의 배우들이 그러하다. 본능적인 반응은 연기자로서 특별하고 (좋은 의미에서) 예측할 수 없게 만드는 부분들이다. 감각들이 그런 본능에 정보를 제공한다.

직관(intuition)과 본능(gut)이 작동하고, 뿐만 아니라 알지 못할 수도 있는 운동감각(kinesthetic)이라 불리는 여섯 번째 감각도 사용한다. 운동감각을 통해 근육과 근육의 움직임, 그리고 행동을 의식할 수 있다. 그것을 통해 신체 내에서 일어나는 느낌을 이해한다. 또한 고유수용감각(proprioception)은 일곱 번째 감각과 관련된 것인데, 관절과 근육에서의 미묘한 감각 메커니즘으로 신체가 어떤 자세와 상태로 있는지에 대한 정보를 끊임없이 제공한다. 이것은 자세나 상태를 유지하기 위해 얼마나 많은 노력이 필요한지를 알려 준다. 이를 통해 일상생활에 필요한 근육 활동의 양을 결정하게 된다.

엘리트 운동선수들은 선천적으로 고유수용감각과 운동감각이 고도로 발달되어 있다. 이것은 운동선수들이 섬세하고 정교한 방식으로 근육을 조정하고 사용할 수 있게 한다. 그러나 그들은 연구와 훈련을 통해서 자신들의 천부적인 재능을 더욱 발전시킨다. 그런 면에서 운동선수와 배우는 공통점이 있다. 그들은 대부분의 사람들은 그저 꿈만 꿀 수 있는 매우 복잡한 동작을 많은 사람들 앞에서 해낸다. 그들은 훈련할 필요가 있다. 그저 일어나는 일이 아니기에 생산적인 방법으로 연습해야 한다.

배우에게는 힘, 지구력, 유연성을 위한 운동이 중요하고, 좋은 건강 상태를 유지하는 것이 필수라는 것을 알고 있다. 그러나 깊고 유연한 균형 감각과 동작의 조정력 또한 중요하다. 고유수용감각 훈련은 부상 예방을 돕는 것이므로 엘리트 운동선수들이 흔히 하는 것이다. 가파르게 경사진 무대 위에서 일주일에 여덟 번이나 뮤지컬 공연을 하거나 영화 세트장 안에서 몇 시간 동안 격투 장면을 찍어야 하는 배우를 위해 고유수용감각 훈련은 크게 도움이 될 것이다.

특별히 배우를 위해 고안한 알렉산더 테크닉을 적용해 전문화시킨 고유수용감각 훈련은 의식적으로 그리고 무의식적으로 도움을 줄 것이다. 신체적 민첩함을 가지고 작업하면서 필요한 순간에 특정한 순서와 방향으로 움직이는 것을 결정할 수 있게 해준다. 이는 배우의 기량들 중 일부다. 그것은 카메라 앞에서 여러 번 촬영하거나 밤에도 무대 위에서 정확하게 반복할 수 있는 능력이다.

이 책에 나오는 훈련은 자신의 몸을 의식하고 운동감각과 고유수용감각을 발달시켜 자신과 환경, 상대 배우, 그리고 이 모든 것의 연관성에 대한 **확장된 의식**을 이루는 것을 돕도록 고안되었다. 그런데 자신의 감각으로부터 얻은 정보에 약간의 '오류'가 있다면 어떻게 할 것인가? 시력에 문제가 생기면 어떻게 해야 할지를 안다. 안경을 맞추거나 시력 향상을 위한 안구 운동을 한다. 그러나 자신의 운동감각과 고유수용감각이 믿을 만하지 못하다면?

고유수용감각과 운동감각에 대한 정신적 인지를 높이는 것은 좋은 출발점이다. 그것에 주의를 줄수록 공간에서 자신의 몸과 움직임을 더 많이 인식하기 시작할 것이다. 그리고 몸을 어떻게, 왜 사용하는지 감지하게 될 것이다. TV나 컴퓨터 앞에서의 굽은 자세나 실내용 자전거 위에서 등을 구부리고, 무거운 가방을 들 때 몸을 옆으로 기울이는 불편한 자세를 취하고 있다는 것도 알아차릴 것이다. 이런 일들을 알아차리는 것이 일상생활과 연기에서 자기를 어떻게 사용하는지에 대한 의식을 확장시키고 더 깊이 이해하게 한다. 아마도 오디션이나 리허설, 공연 등 가장 신경을 쓰는 상황에서 이것을 알아차림으로써 몸과 호흡 및 감정이 더 긴장하고 굳어 있다는 것을 경험하게 될 것이다.

감각적 자각에 있어 습관적 긴장의 영향

몸이 너무 자주 긴장하면 그 긴장은 습관이 되어 잘 느껴지지 않는다. 때로는 잘하고 있지 않는데도 '잘하고 있다'고 느낄 수 있고, 스트레스의 정도가 평균 이상인데도 알아차리지 못할 수도 있다. 너무 익숙해져 있기 때문에 '정상'으로 느낀다. 예를 들어, 허리가 뻣뻣해지는 것이 습관으로 굳어지면 이런 상태가 적응이 되어 느낄 수 없거나 별로 중요하지 않게 느껴진다. 감정적인 장면을 연기할 때 허리는 더 뻣뻣해질 수 있고, 그 뻣뻣함이 방해가 되어 움직임을 어색하게 보이게 할 수 있다. 더 중요한 것은 감정을 방해하여 그 장면을 연기하는 것을 어렵게 만든다.

이런 현상을 F. M. 알렉산더는 감각인식오류라고 일컬었다. 거의 모든 사람들에게 어느 정도 흔히 일어나는 일이다. 그러나 의식적으로 자기를 알아차리고, 과도한 긴장을 해소하는 방법을 배우게 되면 감각은 더욱 정확해질 것이다.

보는 것과 느끼는 것을 비교해 보면, 보는 것이 더 정확하다는 사실에 아마 놀랄 것이다. 균형이 맞지 않다는 것을 느끼지 못할 수는 있지만, 한쪽 어깨가 더 올라가 있거나 몸통이 한쪽으로 기울어져 있다는 것은 객관적으로 볼 수가 있다.

알렉산더는 자기(Self, 몸 · 마음)의 사용을 개선하는 작업을 하면서 느끼는 것과 시각적으로 관찰하는 것은 서로 다른 것임을 깨달았다. 시간이 흐르면서 그의 운동감각은 더 정확해졌고, 자신이 긴장하는 것을 알아차리기 시작했으며, 점차 긴장을 더 분명하게 인식할 수 있었다.

일상생활에서 몸을 사용하는 것에 대해 그는 더 많이 생각했으므로 시간이 지날수록 더욱 향상되었다. 그가 이것을 생각하지 않고 있을 때에도 향상되었다. 어떻게 움직이는지에 대해 생각하지 않을 때를 알렉산더는 자기 사용의 기준이라고 불렀다. 오래되고 비효율적인 습관을 버리고 건설적인 자기 사용을 할 때 사용의 기준은 향상된다. 나 역시 내 자신에게서 그것을 확인하였다.

나의 멘토 중 한 분인 주디스 라이보비츠(Judith Leibowitz)에게 알렉산더 테크닉 개인 수업을 받을 때였다. 그녀가 내 머리를 왼쪽으로 돌리고 있다고 느꼈다. 나에게는 목과 머리를 오른쪽으로 돌리는 습관이 있었기 때문이다. 그래서 주디스가 내 머리를 척추 최상위에 바로 위치시켰을 때, 오히려 내 머리를 왼쪽으로 비틀어 돌린 것처럼 느껴졌던 것이다. 알렉산더 테크닉 수업을 계속 받으면서 이런 느낌은 서서히 사라졌다. 내 머리는 제 위치를 찾아갔고, 더 편안하게 느껴졌으며, 나는 '새로운 기준'의 감각을 얻었다.

또 다른 예로, 함께 일하는 유명 브로드웨이 가수가 나에게 이렇게 말했다. "나는 키가 커요. 뮤지컬 공연을 할 때 내가 무의식적으로 다른 가수의 키에 맞춰 움츠린다는 것을 알아요. 나는 체중을 한쪽 발에 싣고 고개를 숙여요. 이게 노래 부르기에 좋은 자세가 아니라는 것을 알지만 내 몸은 이미 그 방식에 익숙해졌어요. 습관이죠." 이런 굳은 상태가 오히려 '노래할 준비'가 되었다고 느끼게 만들었고, 그의 긴장감은 노래 부르는 것을 더 어렵게 만들었다. 그는 알렉산더 테크닉을 훈련하면서부터는 더 이상 몸을 움츠려 발성기관을 압박하지 않는다. 그의 목소리는 이전보다 훨씬 더 좋아졌다.

'학습된 긴장감'을 여러 활동과 관련지어 생각해 볼 수 있다. 예를 들면, 어렸을 때 글씨 쓰기를 배우는 것이 걱정되어 필사적으로 펜을 움켜잡았을 수 있다. 혹은 컴퓨터로 타이핑하는 것을 처음 배울 때 너무 몰두한 나머지 키보드 위로 몸이 구부정해진 채 했을 수도 있다. 그 행위와 연계된 이러한 습관들을 알아차리고 자제하는 것은 쉽지 않다.

몸은 그 행위를 하기 위해서 그러한 긴장감은 필수적이라고 믿게 된다. **건설적으로 변화하기 위해서 어떻게, 왜, 언제 습관인 행동을 하는지 더 많이 의식해야 한다.** 우리는 많은 것을 배우고 더 잘 이해하면서 점차 변화될 수 있을 것이다.

과정 중심적인 접근법의 개발

몸·마음을 자유롭게 하는, 파악하기 어려운 깨달음 또는 주의 깊음을 얼마나 정확하게 형성해야 할까? 어떻게 하면 조금 빗나간 감각의 피드백에 사로잡히지 않을 수 있을까? 결국, 배우를 위한 첫 번째 원칙은 '자신의 본성과 감각을 신뢰'할 수 있도록 하는 것이다.

자신의 주의를 조금씩 이동하기 시작하면 감각을 더 확실하게 믿을 수 있게 될 것이다. 그것은 지나치게 결과 중심적이기보다는 과정 중심적인 접근 방법으로 옮겨 가는 문제다. 그러나 배역을 얻는 어려움과 어떤 것에든 준비되어 있어야 한다는 부담감이 결과 중심적인 방법으로 우리를 이끌지 않는가? 생존을 위해 필수적인 것이 아닌가? 어떤 점에서는 그렇다. 그러나 적정선이 있다.

지나치게 목표 지향적인 접근을 알렉산더는 목적의식(end-gaining)이라고 불렀다. 그 의미는 과정을 희생시키고 결과에 지나치게 집중한다는 것이다. 앞으로 나아가도록 스스로를 강력하게 밀어붙이는 것은 정신적·신체적 긴장과 스트레스를 야기할 수 있다. 목표 지향적이 된다는 것은 사람들로 하여금 항상 자신은 뒤처져 있고, 충분한 경력을 위해 더 빠르게 발전하지 못한다는 생각으로 이끌며, 그러한 생각들의 목록은 계속 이어진다. 이런 신념들은 더 많은 스트레스를 초래한다.

이런 악순환에 대처하기 위해 알렉산더는 과정에 주의를 둔다면 긍정적인 방법으로 최종 결과에 자연스럽게 영향을 줄 것이라고 확신했다. 이는 과정 중심적인 접근에 훨씬 더 가깝다. 결과보다는 과정에 주의를 두는 개념과 이것이 결과에 건설적으로 영향을 줄 것이라고 믿는 것은 간단한 것이다. 그럼에도 불구하고 계속해서 결과를 위해 밀고 나가고 과정에는 거의 주의를 두지 않는 자신의 모습을 발견할 것이다. 알렉산더는 이것을 진행과정(means-whereby)이라고 불렀다.

목적의식에 대한 증거를 다양한 경우들에서 찾아볼 수 있다. 공연할 때 긴장된 목, 과장된 몸짓, 올라간 어깨, 움츠린 자세, '해내고 싶은' 장면 목록을 머릿속으로 훑기, 배역으로 사는 것이 아니라 '보여 주기'에 급급해지는 등. 이것은 많은 형태로 나타날 수 있다. 그러나 과정에 주의를 두면, 삶과 일 모두 자신에게 맞는 긍정적인 방향으로 가도록 도와줄 것이다.

열린 허용 상태

과정 중심적인 방법의 토대를 마련하는 이상적인 상태를 나는 열린 허용 상태(open-receptive state)라 부른다. 자신의 몸 · 마음 · 감각이 새로운 경험에 의식적으로 열리도록 허용하는 것이다. 단순한 개념이지만 실제로는 단순하지 않을 수 있다. 이것은 반복과 시행착오를 필요로 한다. 어떤 이들은 어려워하거나 무서워하기도 있다. 다행스럽게도 배우는 선천적으로 위험을 무릅쓰는 사람이다. 보통 사람들보다 몸 · 마음 · 감정에 더 자주 접근하거나 그렇게 될 것이다. 따라서 배우들은 자질을 갖추고 있다. 배우가 아닌 사람들이 배우를 부러워하는 것을 들은 적이 있다. 배우는 용기, 적응력, 순발력, 그리고 직접적이고 놀라운 방법으로 자신의 전체를 사용하는 능력을 갖고 있다.

과정에 머무르는 데 있어 중요한 것은 정신적 · 신체적 · 감정적으로 밀어붙이지 않는 것이다. 우리는 모두 행함(doing)에 익숙하다. 새로운 기술을 배울 때 대부분 해야 할 것들에 대해 배운다. 가령, 일련의 단계, 일련의 동작, 일람표와 대조하기 등. 그러나 종종 그런 것들을 시도하면서 너무 많은 것을 강행한다. 이는 원치 않는 긴장을 유발할 수 있으며, 원하는 결과를 가져오지도 않는다.

'하려 하지 않음(non-doing)'의 또 다른 방법으로 판단을 기꺼이 멈추는 것이다.(넌두잉[non-doing]이라 부르며, 무위[無爲]라고도 한다. 본래의 자연스러움이며, 무엇을 하려 애쓰지 않고 '흘러가게 놔두는 것'이다. 따라서, 넌두잉을 하는 것이 아니라 두잉[doing], 즉 의도적으로 무엇을 하려는 긴장 상태를 자제함으로써 저절로 본래의 넌두잉이 회복된다. -역주) 우리는 자신도 모르는 사이에 종종 다른 사람들을 판단하고 심지어 스스로를 판단한다. 자책하는 것을 그만두고 배역과 장면에 가져올 수 있는 것에 주의를 두라고 권하고 싶다. 알렉산더 테크닉에서 사용되는 표현 하나가 있다. 자신을 내버려 두라. 이 말의 의미는 자기 자신을 열려 있는 허용의 상태에 두는 것이다. 이는 축복의 상태와 비슷하며 시간이 천천히 흐르는 것처럼 보인다. 이런 순간에 있으면 본래의 자기 자신으로 있을 수 있다. 본래의 자기 자신으로 있는 것은 연기 세계의 모든 급격한 변화(작업 현장의 불가피한 변화에서부터 장면을 연기할 때 필요한 순간적인 변화에 이르기까지) 속에서도 자신을 더 열려 있게 할 것이다.

주변의 다른 배우들이 즉각적으로 결과를 성취하려고 서두를 경우 과정 중심적인 방법을 채택하기가 항상 쉬운 것은 아니다. 이는 종종 태풍 한가운데서의 침착함을 요구한다. 이렇게 새로운 접근법을 수행하기 위해 전념하는 동안 주변의 긴장과 불안을 인정한다. 다른 사람의 두려움을 '떠안지' 않는 것이 중요하다. 장기적으로, 전체적인 성장에 이익이 될 것이다. 왜냐하면 진정으로 변화에 열릴 것이기 때문이다. 이 순간 자신에 대한 균형 잡힌 감각을 유지하는 것은 모든 행동의 질이 향상되는 데 도움이 될 것이다.

우리는 다양하게 긴장된 행동에 사로잡혀 있다. 밥 먹을 때 의자에 구부정하게 앉고, 걸을 때 어깨를 앞으로 기울이고, 책을 읽거나 휴대용 기기를 볼 때 등이 굽거나 몸이 C형 곡선이 되는 등. 그러한 자신을 알아차릴 수 있게 되면 더 좋게 변화할 수 있는 길에 들어선 것이다. 어떻게 계단을 오르내리는지, 바닥에 있는 물건을 집기 위해 어떻게 몸을 굽히는지, 부엌에서 음식을 어떻게 준비하는지 등에 대해 더 잘 의식할 수 있을 것이다. 달리기, 자전거 타기, 산책하기, 댄스 수업 듣기, 체육관에서 운동하기 등 스포츠 활동에서도 자신이 어떻게 하는지 알게 된다.

'연습이 완벽을 만든다'라는 속담을 '과정이 완벽을 만든다'로 바꿔보자. 자신감과 인내심을 갖고 각 장의 연습법에 접근한다면 자신과의 작업을 단계적으로 이해하게 될 것이다. 그리고 자신을 원하는 방향으로 데려가 줄 것이다. 이제 상상으로만 창조하려던 공연을 실제로 실현할 수 있는 길 위에 서 있다.

몸·마음의 습관과 공포반사

습관은 강력하다. 대사와 노래를 외우는 것부터 상대 배우와 함께 연기하기 또는 에이전트와의 대화 같은 중요한 감정적 상호 관계까지도 특정한 방식으로 일을 하는 것이 익숙하다. 습관은 정신적, 신체적, 감정적 모든 단계에서 작용한다. 대개 이런 정신 · 신체 · 감정의 습관을 일으키는 주동자는 **공포반사**(startle reflex)다.

행동 패턴은 불안에 대한 반응에서 발전한다. 때로 그것은 미묘하고, 두려움은 자연스러운 연기 충동을 막을 수 있다. 이는 공포반사나 **투쟁 도피**(fight-and-flight) 반응에서 직접 드러난다.(둘 다 스트레스에 대한 대표적인 생리현상이다. 일시적으로 나타나는 것이 아닌, 몸에 기억된 강력한 경험의 기억과 반응은 무의식 속에서 계속 진행된다. -역주) 이 반사 행동은 살아가는 데 도움이 되도록 인간에게 유기적으로 내재되어 있다. 이 반응은 인간이 주로 수렵채집인 또는 전사였을 때로 거슬러 올라간다. 그때는 남자와 여자가 생명의 위협을 받았던 때가 많았다. 자신의 땅을 지키기 위해 적과 싸우거나 살기 위해 도망가는 것이 필수였다. 익숙하게 들리는가? 오디션도 때로는 그렇게 느껴질 수 있다.

아드레날린은 위험한 상황일 때 몸에 흐르는 화학물질 중의 하나다. 그것은 필요한 많은 힘과 체력을 즉시 쏟아붓게 해준다. 비록 일주일에 여덟 번하는 공연을 위한 에너지가 어디 있는지 모르겠다고 느껴질지라도, 공연 시간 30분쯤 전에 몸은 필요한 체력을 찾기 시작할 것이다. 주로 아드레날린과 자신의 집중력 덕분이다. 이러한 아드레날린의 사용은 매우 긍정적이다.

덜 긍정적인 측면은 공포반사가 과도하게 자극될 수 있어 아드레날린의 분출이 전혀 유용하지 않을 때다. 신경성 활력이 항상 작용하는 것은 건설적이지 않다. 마치 자동차 엔진을 계속해서 고속 회전시키는 것과도 같다. 이는 기계를 마모시키고 지치게 만든다. 만일 계속해서 이런 '활성화' 상태라면, 계속 흥분 상태에서 일하고 있다는 것을 뜻한다. 이는 피곤하고 지치는 일이며 감정적으로 신체적으로 고갈시킨다.

공포반사가 정상적인 때도 있다. 만약 집 밖에서 굉음이 난다면 아마 펄쩍 뛸지 모른다. 이론적으로 자극에 반응하고, 그것을 처리하고,

잠시 후 반응을 풀고 '평소 상태'로 돌아온다. 그러나 이렇게만 작용하지를 않는다. 때로는 큰 소음에 반응한 후 긴장 상태를 유지한다. 이는 예상치 못한 소음(충격)에 대한 감정적 반응이다. 가끔은 또 다른 소음에도 유사하게 반응한다. 대다수의 사람들에게 공포반사는 자주 발생하며, 어떤 경우 하루에 수십 번씩 일어나기도 한다. 그러나 이것을 바꿀 수 있다. 그 첫 번째 단계가 공포반사를 감지하고 자각하는 것이다.

긍정적인 변화와 자기관찰

'모든 것은 영구적이지 않기에 변화는 불가피하다'는 것이 불교 신자들의 기본적인 믿음이다. 불교 신자들은 변화를 자연스러운 것으로 여긴다. 그들은 때때로 인생이 강과 같다는 비유를 사용한다. 끊임없이 변화하는 일련의 순간들이 완전히 똑같지는 않지만, 함께 어우러져 하나의 연속적인 흐름이라는 인상을 주기 때문이다. 이 개념을 참이라고 받아들인다면 변화에 맞서 싸울 사람이 어디 있겠는가? 왜 우리는 세상의 많은 변화에 실망하는가? 변화를 싫어하는 것에 나도 공감한다. 같은 상태로 유지되길 바라는 것은 인간 조건의 일부인 듯하다. 그것은 상당 부분 두려움과 관련이 있다. 불확실한 세계에서 우리는 의지할 무언가를 찾는다. 우리 모두 두려움에 익숙하다. 그러나 만일 변화를 불가피한 것으로 받아들이고 변화가 맞서 싸워야 할 대상이 아니라, 확장의 기회로 여긴다면 인생과 예술은 둘 다 쉬워진다.

이렇게 생각해 보자. 우리는 한 사람으로서, 그리고 한 예술가로서 항상 같을 수 없다. 삶에서 그리고 예술에서 자신이 원한다면 절제할 수 있고, 필요하다면 전력을 다해 과감하게 표출할 수도 있다. 중요한 점은 그렇게 하는 것이 자신의 선택이라는 것이다.

과학자와 마찬가지로 관찰을 통해 의식을 구축할 수 있다. '저 남자는 어디로 가는가? 그는 왜 서두르는가? 왜 그는 저 셔츠에 저 넥타이를 맸을까? 그는 결혼을 했을까? 자녀는 몇 명일까?' 배우들에게는 낯선 사람들을 관찰하며 이 같은 생각을 하는 것이 흔한 일이다. 자기 자신을 관찰하는 데 같은 방식을 적용할 수 있다.

배우가 최선을 다할 때 그들은 사람들을 판단하지 않는다. 자신들이 연기하는 배역도 판단하지 않는다. 자신을 관찰하면서 의식을 넓혀나갈 때 자신을 판단하지 마라. 말은 쉽지만 연습이 필요하다. 몇 가지 이유로 거의 모든 사람들이 자신에 대해 즉각적인 판단을 내린다.

결과를 추구할 필요가 없다는 것을 명심하는 것이 중요하다. 우리는 '똑바로 서기', '어깨를 뒤로 젖히기', '머리 위에 책 한 권 얹어 두기'와 같은 생각들을 버릴 수 있다. 이것은 경직되고 억지로 하게 만들 뿐이다. 우리는 그 반대의 것을 하려고 한다. 그것은 바로 해소하고, 열고, 놓아주는 것이다.

알렉산더 테크닉은 배우들에게 긍정적이고 건설적으로 일하는 방식을 제공한다. 배우는 종종 극단적인 비판의 대상이 된다. 목소리는 너무 높고 쳇소리가 난다. 움직임은 경직되고 어색하다. 연기는 지나치게 묘사적이고, 연기적 선택은 너무 진부하다는 등의 비판을 듣는다. 그러나 교사가 힘이 되어 주고 공감하며 격려하고 건설적이라면, 학생은 꽃을 피우고 새로운 문이 열리며 나쁜 습관들이 사라지는 것을 나는 목격해 왔다.

판단하지 않고 받아들이는 방법은 배우들이 자신의 몸·마음의 나쁜 습관을 알아차리고, 멈추고, 변화하려는 의식적인 선택을 하게 한다.

일부 배우들은 몸·마음 훈련이 돈과 시간을 쓸데없이 낭비하는 것이라고 느낄 수도 있다. "난 그저 내 자신이고 싶어요, 자연스럽고 싶죠." 그러나 자연스럽다는 느낌이 사실은 습관적인 것일지도 모른다. '습관적인 것'은 뿌리 깊고 또는 융통성 없음을 의미한다. 이것은 선택이 아니다. 올바른 정신적·신체적 훈련을 통해서 습관에서 벗어날 수 있다. 그래야 진정한 자연스러움을 즐길 수 있다.

알렉산더의 첫 번째 개념인 감각(sense)을 탐험해 보자. 감각들을 통해 의식을 구축하고 확장할 수 있다. 이것은 우리가 함께 할 모든 작업의 기본이다. 감각을 더 효율적으로 사용할수록 연기는 더 중심을 잡고 흔들리지 않을 것이다. 감각을 정확히 인식하고 신뢰한다면 연기는 더욱 더 풍부해질 것이다.

거울을 통한 자기관찰 _ 연습 10

이 연습은 가장 하기 어려운 연습 중의 하나다. 대부분 자신의 모습에서 싫어하는 것을 '고치고' 싶어 한다. 스타니슬랍스키는 자신의 자서전 《나의 예술 인생(My Life in Art)》에서 여름의 대부분을 거울을 보며 자기관찰로 시간을 보낸 것에 대해 이야기한다. 혹자는 몸에서 '문제'라고 여겨지는 것을 바로잡으라고 말할지도 모른다. 그러나 나는 우선 메모해 놓고 '그것을 고치려' 노력하지 말라는 제안을 하고 싶다. 의식이 확장되고 있다는 것을 상기시킨다. 그것이 그 순간에 해야 할 전부다.

- 전신 거울 앞에 선다.
- 눈을 감고 자신의 습관적인 자세나 '일상적'이라 느끼는 자세로 선다.

61

- 눈을 뜬다.
- 마치 다른 사람을 바라보듯 자신을 관찰한다. 판단하려 하지 말고 있는 그대로의 정보만 수집한다.
- 머리부터 발끝까지 관찰한다. 머리가 척추 끝에 균형을 이루고 있는가? 목은 이완되어 있는가? 한쪽 어깨가 다른 쪽보다 더 높은가? 몸통은 곧은가, 한쪽으로 쏠려 있는가? 고관절은 상대적으로 평형을 이루고 있는가? 허리는 활모양인가, 굽었는가? 팔다리는 어떻게 하고 있는가?
- 호흡에 주의를 둔다. 숨을 멈추고 있거나 얕게 숨을 쉬는가? 흉곽 한쪽이 다른 쪽보다 더 많이 숨을 쉬는가? 호흡이 고른가, 고르지 않은가? 호흡이 자세에 어떻게 영향을 주는가?
- 어떤 것도 '고치려' 하지 말고 다른 사람을 보는 것처럼 자신을 본다.

움직임을 통한 자기관찰 _ 연습 11

이 연습은 내가 액터스 스튜디오 MFA 프로그램에서 개발한 것이다. 나는 매 학기가 시작할 때 모든 학생들을 비디오로 촬영했다. 3년간의 프로그램이 끝나면 학생들에게 그 비디오를 보여 주면서 자신의 자세와 움직임이 6학기 동안 어떻게 변해 왔는지를 알게 했다. 처음에 그들은 자신들의 모습에 충격을 받곤 했다. 자신을 비디오로 찍고 그것을 볼 때 스스로를 편안하게 받아들이기 바란다. 자신을 비판하기 위해 보는 것이 아니다. 그것은 자기를 어떻게 사용할 것인지를 더 잘 배울 수 있는 기회다. 비디오를 보고 나서 3개월 후에 친구와 다시 비디오를 찍는다. 만일 하루에 단 몇 분이라도 이 책의 내용을 토대로 연습한다면 시간이 지나면서 긍정적인 변화를 보게 될 것이다.

- 자신을 큰 거울로 관찰한다. 더 좋은 방법은 손으로 들고 찍을 수 있는 장비로 자신을 촬영해 달라고 친구에게 요청한다.
- 촬영한다고 생각하지 말고 일상적으로 움직인다.
- 방을 가로질러 앞뒤로 여러 번 걷는다.
- 여러 번 앉았다가 일어난다.
- 마치 높은 선반에 있는 것을 꺼내려는 것처럼 위로 뻗는다.
- 습관대로 몇 번 뒤꿈치를 들고 발가락으로 선다.
- 바닥에 있는 물건을 집기 위해 몸을 구부려 본다.
- 역할을 바꾼다. 이제 당신이 친구를 비디오로 촬영한다. 친구가 하는 것을 보면서 배우게 될 것이다.

자신의 옛 사진이나 비디오 보기 _ 연습 12

그동안 살아오면서 찍은 사진들을 보면 자신을 더 객관적으로 볼 수 있다. 서기, 앉기, 걷기에서 몸을 어떻게 사용하는지 관찰해 본다. 다른 사람과 말하는 자연스러운 모습을 찍은 사진에서 몸짓, 표정을 관찰한다. 다른 사람과 얼마나 가까운 위치에 앉아 있거나 서 있는가? 다른 사람 쪽으로 몸을 기울이는 편인가, 떨어져 있는 편인가? 얼마나 편안해 보이는가? 예전 사진과 비디오를 요즘 사진과 비교해 본다. 몇 년 전에 비해 몸이 얼마나 비슷하고 얼마나 다른지에 주목한다. '고치고' 싶은 것보다 그저 정보를 모으는 것에 주의를 둔다.

- 유년기, 십대, 청년기 때 찍은 사진을 모아 보자. 오래된 비디오가 있으면 더 좋다.
- 옷이나 머리 모양에는 신경 쓰지 말고 본다. 몸에 주의를 둔다.
- 머리부터 발끝까지 살펴본다. 지금과 비슷한 신체적 습관이 보이는

가? 특정한 방식으로 서 있거나 멈춰 있는가? 체중을 한쪽 발에 싣고 있는가? 몸이 비틀려 있는가? 머리가 한쪽으로 기울어져 있는가?

● 시간이 흐르면서 습관이 늘었는지, 줄었는지 알 수 있는가?
● 가족사진의 경우 누구의 특징이 눈에 띄는가? 형제자매나 부모님이 몸을 비슷한 방식으로 사용하는가?
● 수영복이나 반바지와 티셔츠를 입은 사진이 있다면, 그 사진들에서 다른 종류의 옷을 입었을 때는 분명하게 보이지 않았던 것들이 보이는가?

세상에서 가장 간단한 감각기억 _ 연습 13

어떤 사람들은 감각기억 훈련을 어렵게 생각한다. 쉬운 감각기억 훈련을 새로 만들어 보자. 이 훈련은 뜨겁거나 차가운 감각에 주의를 둔다. 이것은 얼음장 같이 차가운 커피 잔을 잡았는데 뜨거운 척 연기를 해야 할 때 유용하다. 여러 가지 연기 상황에서 적용할 수 있고, 온도와 관계없는 상황에서도 적용할 수 있다. 한밤중에 누가 불쑥 깨운다면 어떤 느낌이 드는가? 깜짝 놀라서 깰 때 몸은 어떻게 느끼는가? 누군가가 자신을 향해 소리 지르면 몸은 어떻게 느끼는가? 방어적인 자세로 어깨를 움츠리고 구부리는가? 아니면 화를 내며 씩씩거리는가? 그런 상황에서 어떻게 반응했는지 기억나지 않는다면, 다음에 그런 일이 발생할 때 자신의 반응에 주의해 보자. 감각 훈련이 실질적인 도움이 될 수 있는 또 다른 예는, 영화를 촬영할 때 실제 날씨와 영화상의 날씨가 다를 때다. 예를 들어, 실제로는 몹시 추운 날인데 티셔츠 한 장만 입고 몸짓으로 더운 날임을 암시해야 할 때 감각기억을 활용할 수 있다.

- 뜨거운 커피나 차를 준비한다. 또는 냉장고에서 차가운 콩이 든 봉지나 아이스크림 한 통을 꺼낸다.
- 필요하다면 뜨겁거나 차가운 물건에 다치는 것을 막기 위해 물건을 휴지로 감싸도 좋다.
- 휴지를 두른 물건의 표면을 손으로 감싼다.
- 형태를 느껴 본다. 원형, 곡선형, 사각형 또는 울퉁불퉁한지 등.
- 물건에서 나오는 열기나 냉기를 느낀다.
- 형태와 열기 혹은 냉기가 어떻게 느껴지는가? 그것은 기분 좋게 하는가, 괴롭게 하는가? 음료를 마시고 싶다고 느껴지는가? 아이스크림을 먹고 싶은 유혹이 드는가?
- 이것이 비슷한 물건을 잡았던 다른 때를 기억나게 하는가?
- 물건을 얼마나 편안하게 또는 불안하게 잡고 있을 수 있는가?
- 물건을 계속해서 잡고 있는 동안에 느낌이 어땠는가? 음료가 식었는가? 아이스크림이 녹기 시작했는가?
- 물건을 잡고 있는 동안 몸의 다른 부분은 어떤 변화가 있는가? 비교적 똑바르고 편안한 자세로 잡고 있는가, 구부정한 채 잡고 있는가? 물건과 몸을 동시에 의식할 수 있는가, 순차적으로 의식해야 하는가?
- 호흡은 어떠한가?
- 감정적인 느낌은 어떠한가?

눈 뜨고 릴리즈하기 _ 연습 14

많은 사람들은 눈을 뜬 채 휴식할 수 없다고 말한다. 눈을 감는 것은 실제로 자신에게 주의를 두게 하고 스스로를 놓아주게 한다. 문제는 연기하는 대부분의 시간이 눈을 뜨고 있다는 것이다.

이 연습은 시선을 '고정시키지' 않도록 예방해 준다. '침침해지는' 눈은 종종 과도한 집중과 연관이 있다. 눈이 경직되면 몸의 나머지 부분도 마찬가지로 경직된다. 무언가 하려고 애쓸 때 눈이 긴장하게 된다. 강하게 집중하려는 생각을 버리는 것은 더 편안하고 집중을 해소하는 데 도움을 준다. 눈이 긴장을 해소하면 몸 전체의 긴장도 해소된다.

- 의자에 편히 앉는다. 또는 머리 밑에 책 한 권을 받치고 무릎을 구부린 자세로 바닥에 눕는다.
- 호흡을 의식한다.
- 몸이 전체적으로 편안해질 수 있도록 한다.
- 눈을 감는다.
- 머리 꼭대기부터 발끝까지 자신을 의식한다. 몇 분간 머무른다.
- '위스퍼 하~'를 몇 차례 한다.
- 호흡을 편안하게 유지한다.
- 얼굴 전체의 긴장을 푼다.
- 천천히 눈을 뜬다. 그리고 다시 감는다.
- 호흡을 편안하게 한다.
- 몸의 자유로움을 느낀다.
- 다시 천천히 눈을 뜨고, 눈을 뜬 상태로 있는다.
- 편안한 몸과 호흡을 유지한다.
- 눈을 뜬 상태에서도 이완할 수 있다.

죽어 있는 무게 _ 연습 15

이 연습은 '살아 있는' 무게와 '죽어 있는' 무게 차이를 경험하게 해준다.('죽어 있는 무게'란 알렉산더 테크닉에서 말하는 '의식이 없는 몸의 상태'를 말한다. 이때의 몸은 상대적으로 무겁게 느껴지며 아래를 향해 처져 있다. 반면 의식이 있고 릴리즈된 몸은 하나의 전체로서 유기적으로 연결되어 있다. 이때의 몸은 훨씬 더 가볍고 텅비어 있으며 서로 연결되어 있다. -역주) 아이나 애완동물을 안았을 때 이 차이를 느낄 수 있다. 아이나 애완동물이 깨어 있고 스스로 체중을 지탱하고 있을 때 인지되는 무게가 있다. 그것은 아이나 애완동물이 잠들어 있을 때의 무게와는 또 다르다. 가장 무거울 때는 '죽어 있는' 무게다. 우리의 몸도 마찬가지다. 균형을 이루고 있고 근육을 조직화하여 사용하면 움직임은 더 가볍고, 더 우아하며, 때로는 '공중에 떠 있는' 것처럼 느껴질 것이다. 그러나 긴장하고 처져 있으면 더 무겁게 느껴지고 움직임은 그만큼 더 힘들어질 것이다. 이것은 생각과 의도가 어떻게 몸에 발현되는지에 대한 간단하지만 인상적인 예다.

- 등받이가 똑바른 의자에 앉는다. 두 발은 바닥에 대고 두 손은 무릎 위에 둔다.
- 잠시 마음을 가라앉힐 시간을 갖는다. 의자에 앉아 있는 몸을 의식한다. 호흡을 관찰한다. 공간 안에 있는 자신을 의식한다.
- 의식적으로 자신을 매우 무겁게 만든다. 자신의 의도는 '죽어 있는 무게'로 만드는 것으로, 에너지가 없는 상태다.
- 체중이 천 파운드(약 450kg)라고 생각한다. 자신은 매우, 매우 무겁다. 거의 움직일 수 없을 정도다.
- 그 의도를 염두에 품고 의자에서 일어선다. 어떤 느낌인지 주목한다.
- 자신은 여전히 천 파운드의 무게다. 의자에 앉는다. 앉을 때 움직임이 어떻게 느껴지는가?
- '중립'으로 되돌아간다. 자신은 더 이상 천 파운드가 아니다. 손은 무릎 위로 돌아가 있다. 편안하게 호흡을 의식한다. 훈련의 앞부분이 잊혀지도록 한다.
- 몸이 비어 있다고 생각한다. 매우 가볍고 편안하다.

- 이제 몸이 헬륨으로 가득 차 있다고 상상한다. 헬륨은 몸을 자신의 키 높이만큼 띄울 것이다.
- 의자에서 일어선다. 어떤 느낌인지에 주목한다.
- 편안하게 바로 선다. 자신은 '살아 있는 무게'다. 가볍고 자유롭다.
- 가벼움을 느끼면서 미끄러지듯 의자에 앉는다. 느낌이 어떠한가?
- 의자에 앉은 채 자신을 의식한다.

극한의 자세 _ 연습 16

이 연습은 몸의 극한을 탐색하는 방법이다. 하고 싶지 않은 일을 몸이 알게 하는, 내가 찾은 가장 쉬운 방법이다. 몸을 과장되게 구부정하게 하여 일정 시간 있으면서 어떤지 느껴 본다. 그런 다음 군인 자세를 취해 잠시 그대로 있어 본다. 얼마 지나지 않아 곧 부자연스럽게 느껴질 것이다. 이 두 극단적인 상황의 중간을 찾는 연습이다.

- 등받이가 똑바른 의자에 '중립' 자세로 편안하게 앉는다.
- 호흡을 의식하면서 가능한 자유롭게 둔다.
- 의도적으로 가장 구부정한 자세로 몸을 구부린다. 몇 시간 동안 구부정하게 TV를 보거나 등이 굽은 채로 컴퓨터를 했다고 상상한다. 몸을 긴장시키고 끌어당긴다.
- 몸으로 느낀 것을 기억해 둔다. 처음에는 비교적 편안하게 느껴질 수도 있다. 그러나 조금 지나면 덜 편안하다는 것을 느낄 수 있다.
- 그런 느낌이 들도록 둔다. 편안하게 호흡을 하고 중립 자세로 다시 앉는다.
- 그러고 나서 '군인 자세'를 취한다. 상체를 세우고 척추를 일자로 뻣뻣하게 세우고 어깨는 뒤로 젖히고 머리는 고정된 위치에서 움

직이지 않는다.

- 한동안 이대로 유지한다. 어떤 느낌이 드는가?
- 다시 중립 자세로 앉는다.
- 편안하게 호흡하고 '위스퍼 하~'를 몇 차례 한다.
- 이 두 극단의 중간 영역을 찾는다. 긴장이나 힘을 주지 말고 최대 신장으로 편안하게 앉는다.
- 이것이 바로 찾고 있는 편안한 균형이다.

전체로서의 몸 _ 연습 17

자신의 몸에 대해 목록을 만들고 그려 봄으로써 다른 각도로 자신의 연기 도구에 접근해 볼 수 있다. 자신에 대한 가치 있는 정보를 발견하도록 도와줄 것이다. 또한 자연스러운 방식으로 자신을 하나의 통합된 전체로 깨닫게 한다.

- 종이와 펜 또는 휴대용 컴퓨터나 휴대용 기기를 준비한다.
- 기분 좋게 느끼는 몸의 부위와 그 이유를 적는다. 아마 그 부위의 모습을 좋아하거나 느낌이 좋거나 기능을 잘한다고 생각할 것이다.
- 기분 나쁘게 느끼는 몸의 부위와 그 이유를 적는다.
- 의식이 거의 들어가지 않는 부위들을 적어 목록으로 만든다. 예를 들면, 많은 사람들이 몸의 옆면, 발목, 손목, 뒤통수 등에 대해서는 생각하지 않는다.
- 몸에 다치거나 아픈 부분이 있는가? 무감각한 부분이 있는가?
- 경험한 대로 몸을 그린다. 많이 생각하지 말고 직관적으로 그린다.
- 다 그린 후에 그린 것을 살펴본다.
- 몸을 전체로 경험하는가, 분리된 부분들의 연속으로 경험하는가?

그것에 대해 적어 본다. 자신의 몸으로 경험한 의식이 움직임과 자세에 어떻게 반영되는가?
- 일상생활과 연기에서 몸·마음이 연결된 것을 어떻게 경험하는가?

몸 경험하기 _ 연습 18

생각을 많이 하지 말고 스스로 검열하지 말고 글을 길게 쓰도록 내버려 두었을 때, 상당히 많은 것들을 알게 된다. 자신의 일부 믿음에 대해 놀랄 수도 있다. 이 연습은 신뢰하는 친구와도 함께 할 수 있다. 자신이 인식하는 것과 다른 사람이 인식하는 것이 어떻게 다른지 볼 수 있다.

- 다음 문장을 완성한다.
- 나의 몸은…
- 나의 자세는…
- 나의 움직임은…
- 나의 호흡은…
- 나의 목소리는…
- 나의 연기는…
- 사람들이 나를 볼 때는…
- 어렸을 때 자신의 몸을 어떻게 느꼈는지 몇 개의 문단으로 적는다.
- 일흔이나 여든의 나이가 되었을 때 자신의 몸이 이상적으로 어떠했으면 좋겠는지 적는다.
- 지금 바로 이 순간 자신의 몸·마음을 어떻게 느끼는지 적는다.

3 장

포이즈, 디렉션, 그리고 선택

자세(posture)를 개선하길 원하는 것이 아니라고 한다면 아마 놀랄 것이다. 대부분의 사람들은 자세라는 단어의 의미를 이해한다고 생각한다. 머리 위에 책을 올리고 걷거나, 군대식 또는 어깨를 뒤로 젖혀 배를 빨아들이듯 척추를 곧게 세우는, 시대에 뒤떨어진 이미지를 떠올릴 것이다.

'자세'라는 단어 자체는 문제가 없지만 그에 대한 사람들의 개념에 문제가 있다. 대부분의 사람들은 자세를 뭔가를 쌓아서 노력으로 유지하는 고정된 무엇으로 인식한다. 그것은 종종 '붙잡'거나 '고정시키려'는 바람을 표현한다. 그것이 편안하거나 과연 가능하기는 할까? 아마도 '완벽한 자세'를 취할 수 있다는 생각을 버려야 할 것이다. 고도로 숙련되고, 균형을 이루며, 포이즈(poise)된 몸이라면 충분히 가능할 수 있다. (알렉산더 테크닉의 포이즈는 고요한 평정 상태를 의미한다. 이 평정 상태는 몸·마음·정신·감정을 통합한 하나의 전체로서의 조화로움을 뜻한다. -역주)

몸과 움직임에 있어서는 **자연스러움**을 목표로 해야 한다. 우리는 아이였을 때 이미 기본적으로 좋은 균형과 움직임을 가지고 있었다. 6세까지의 어린아이들은 대부분 움직임이 우아하고 협응을 잘 이루고 있다. 아이는 그를 둘러싼 세상을 흥미로워한다. 새 장난감을 가지러 간다든지, 엄마 품에 안기기 위해 방을 가로질러 걷는다든지, 옆에 앉아 있는 개를 쓰다듬는다든지 등 그들만의 동기로부터 움직임이 나온다. 그들은 '올바른 자세(good posture)'를 가지기 위해 노력하지 않는다. 그럼에도 아름답고 자연스럽게 자기를 사용한다. 그들의 움직임은 순간 속에 있고, 강요되지 않았으며, 자신에게 해를 끼치지 않는다. 이와 같은 움직임을 성인에게서 보기란 드물지만 충분히 가능한 일이다. 그리고 그것이 우리가 지향하는 것이다.

자신 안의 자연스러운 흐름을 '풀어 주는' 것을 돕기 위해, 알렉산더 테크닉의 개념인 '사용(use)이 기능(functioning)에 영향을 미친다'를 생각해 보자. 그 말은 몸이 균형을 이루고 있다면 움직임과 기능도 균형을 이루고 있다는 의미다. 반대로, 목 근육이 긴장하고 있다면 머리는 뒤와 아래로 젖혀져 있을 것이다. 머리의 무게는 약 3.5~4.5kg 정도다. 이 무게는 목뿐 아니라 어깨, 몸통, 심지어 팔다리까지 누르며 몸 전체를 아래쪽으로 끌어내리는 힘을 만든다. 이는 마치 비상 브레이크 상태로 고속도로를 달리는 것과 같다.

머리가 목을 압박하는 것을 멈춘다면, 머리는 균형을 이루면서 전신은 자연스럽게 길어질 것이다. 움직일 때 머리가 움직임을 리드(lead)하고 몸이 따라가는 협응이 유지된다면 몸과 움직임, 그리고 기능이 협응을 이루는 데 도움이 된다.

머리가 리드하고 몸통(척추)이 따라가는 방식의 협응을 말(馬)이 걷는 방식(머리가 리드하고 몸통이 조화롭게 따라오는)에서 발견할 수 있다. 알렉산더는 이를 중추조절(primary control)이라 불렀다. 이는 개나 고양이도 마찬가지다. 그리고 이것은 인간에게도 마찬가지다. 위를 향해 자신을 릴리즈할 때, 공간을 가로질러 앞으로 나아가는 모든 동작들이 더 매끄럽

고 부드러워질 것이다. 척추 위에 자리한 머리의 정확한 '위치(position)'
란 없다. 이것을 명심하기 바란다. 활동과 움직임 속에서 유지해야 할
것은 균형이다.

이러한 아름다운 몸의 사용과 훌륭한 중추조절을 보여 줬던 유명 인
사는 안무가 프레드 아스테어(Fred Astaire, 1899-1987: 미국의 무용가이자 가수
겸 배우. 브로드웨이에서 뮤지컬 코미디로 명성을 얻었다.), 마고 폰테인(Margot Fon-
teyn, 1919-1991: 영국의 발레리나로 뛰어난 기술과 역할에 대한 완벽한 이해로 최고라는
평가를 받았다.), 복싱 선수 무하마드 알리(Muhammad Ali, 1942-2016: 세계 헤비
급 챔피언을 세 번이나 하였으며, 자신을 '나비처럼 날아 벌처럼 쏜다'라는 말로 비유한 것
으로 유명하다.), 피아니스트 아서 루빈스타인(Arthur Rubinstein, 1887-1982: 20
세기 대표적인 피아니스트로 건반의 황제로 불렸다.), 축구 선수 펠레(Pelé, 1940- :
축구 황제로 불리며 20세기 축구 천재로 평가받고 있다.) 등이 있다. 아름답고 흐
르는 듯한 움직임은 그들의 예술적이며 체육적인 표현의 일부였다. 그
들은 자신의 몸을 최상으로 사용함으로써 표현할 수 없는 것을 표현할
수 있었다.

포이즈는 진정한 변화를 위한 문을 연다

포이즈(poise, 평정함)는 진정한 변화를 이룰 수 있는 자유를 준다. 같
은 것을 계속해서 반복한다면 변할 수 없다. 습관을 자제하기 위해 알렉
산더는 다음 순간 무엇을 할지 자신의 행동을 스스로 선택할 수 있도록
포즈(pause, 잠시 멈추기)할 것을 제안했다.

이것은 혁신적인 생각이다. 대부분의 사람들은 시간의 압박을 받고

있어, 자신을 위한 짧은 시간조차 사치로 여긴다. 사람들은 계속되는 관성으로 앞으로 나아가야만 한다고 생각한다. 그러나 많은 것들이 다양한 각도로 올 때 올바르게 생각하기란 어렵다. 이때가 포즈(pause)하기 좋은 순간이다. 사실 이때는 반드시 포즈해야 하는 순간이다.

1930년대 당시 훌륭한 표현이 있었다. 포이즈를 위해 포즈하라(Pause for Poise). 나는 이 용어가 다시 통용되기를 바란다. 멀티태스킹과 24시간 커넥티비티의 필요성은 이해하지만 우리는 한계가 있는 인간이다. 포즈는 찰나의 휴식이며 분명 도움이 된다. 이것은 도전이지만 포즈를 충분히 훈련하기 바란다. 언제 어디서나 멈출 수 있다. 그리고 포즈는 오직 짧은 순간만 지속될 수 있다.

알렉산더는 이러한 포즈를 자제심(inhibition)이라 불렀다. '자제심'은 비건설적인 낡은 습관을 멈출 수 있음을 의미한다. 이것을 프로이트 학파에서 얘기했던 감정 억제라는 개념과 혼돈하지 말아야 한다. 이는 그 단어가 수동적이기보다 능동적인 단어라는 점에 기인한다. 균형과 순간 정지(suspension)의 일종으로, 공중 곡예사가 높은 줄 위를 건널 때 평형을 유지하기 위해 지속적으로 섬세하게 움직이는 것과 같다.(순간 정지는 움직임이 없는 멈춤[stop]의 의미가 아니라 균형 속에서 불필요한 애씀이 자제되어 있는, 다음의 행위 이전에 잠시 유예되어 있는 상태를 말한다. -역주)

우리는 원할 때 공중 곡예사처럼 순간 정지를 할 수 있다. 순간 정지의 또 다른 비유는 아이들이 타는 그네다. 그네가 가장 높이 올라갔다가 내려오기 전에 잠시 정지되어 있는 순간이 있다. 이는 마치 아이가 공중에 떠 있는 것처럼 보이는 아름다운 순간이다. 그것이 포이즈(평정심)가 주는 느낌이라 할 수 있다.

노래할 때 목을 긴장하고 어깨를 조이는 습관이 있다면, 그 긴장은 아마도 노래를 하기 직전인 시작이라 불리는 그 순간에 일어날 것이다. 노래를 부르기 위해 입을 벌리기 직전 숨을 들이마시는 바로 그 순간에 말이다. 불행하게도, 이것은 정신적 걱정("내가 그 고음을 낼 수 있을까?")와 감정적 불안("이 연출가는 나를 좋아했던 적이 없어."), 신체적 습관(긴장된 목, 경직된 혀)이 결합되는 순간이다. 정신적 · 감정적 우려들이 신체적 습관을 강화하는 바로 그 순간이 포이즈가 유용한 순간이다.

포이즈를 위한 포즈는 제한적인 것이 아닌 자유로운 것이다. 이는 선(Zen)의 개념인 초심자의 마음, 즉 선입견이 없는 열려 있는 마음을 배양하는 태도와 연관이 깊다. 스즈키 순류는《선심 초심(Zen mind, Beginner's Mind)》에서 이렇게 말했다. "초심자의 마음에는 많은 가능성이 있는 반면, 전문가의 마음에는 그러한 것들이 더 적다." 많은 전문 지식이나 각자의 답들을 가진 특정 분야 전문가들에게 '초심자의 마음' 훈련이 유용하다. 이 연습은 사람들의 몸과 마음을 더욱 릴리즈하게 만들어 준다.

포이즈는 '지금 여기에 머무르는' 실용적인 방법이다. 이는 '변화를 가져올 수 있는 단계 – 바로 여기, 바로 지금'이라는 실제적인 공간으로 자신을 데려온다. 이러한 소중한 '순간 정지'를 매일 훈련하는 것은 미래에 대한 투자이자 믿음이다. '매일 과거의 그 똑같은 방식'으로 하는 것보다는 자신의 운명을 책임지고 있다는 느낌을 가질 수 있다.

포이즈에 대한 개인적 경험

어릴 때 수영 코치로부터 수영을 배운 적이 있다. 그녀는 부드럽게 용기를 북돋았고, 자신감을 기를 수 있게 도와주었다. 배영이 나의 강점이라는 사실을 알게 되었고, 그리고 그녀는 나를 수영 대회에 참가하게 했다. 흥분되기도 했지만 동시에 두렵기도 했다.

어느새 대회 당일이 되었다. 큰 실내 수영장이었다. 수영장 양측에 관람석이 있었고 그곳에는 부모님과 가족들, 다른 사람들로 가득 차 있었다. 사람들이 넘쳐났다. 내 차례를 기다리는 동안 복통이 일어났고 잘할 수 있을지 걱정이 되었다. 이전에 수영 대회에 참가해 본 적이 없었기 때문이다. 마침내 내 차례가 되었다. 일렬로 줄지어 선 다른 수영 선수들을 내려다보았다. 다른 소년들은 13살쯤 되어 보였고, 나보다 훨씬 키가 크고 몸집도 커보였다. 나는 8살이었고 나이에 비해 작은 편이었다. 코치는 이 경기가 전 연령이 참여하는 대회라는 것을 알려 주지 않았던 것이다! 머릿속이 하얘졌다. 나는 '이 대회에서 내가 이길 방법은 절대로 없다'고 생각했다.

당연히 당시의 나는 알렉산더 테크닉을 몰랐고, 포이즈(poise)에 다가가기 위한 자제심(inhibition)과 순간 정지(suspension)를 알지 못했다. 하지만 그것과 유사한 것을 본능적으로 사용했다. 생각을 통해 스스로 차분하게 만들기를 시도했다. "다른 사람에 대해 생각하지 말자. 나 자신에 집중하자." 나는 수영장 옆면을 붙들고 있었다. "출발선 벽면 한 곳을 선택하자. 그 지점에 집중하자. 다른 것은 생각하지 말고, 가능한 한 아주 빠르게 그 지점으로부터 멀어진다고 생각하자." 이러한 생각은 몇 초 만에 가능했다. 갑자기 경기가 시작되었고, 나는 할 수 있는 한 가장 세게 벽을 밀어냈다. 관객들의 함성이 희미하게 들렸고, 나를 둘러싼 다른 수영 선수들이 내 주위의 물을 튀기는 것을 느낄 수 있었다. 어쨌든 나는 내 자신의 지시를 따를 수 있었고, 벽면의 한 지점으로부터 가능한 한 멀어지는 데 집중했다. 나는 결과보다 과정에 주의를 두었다. 이는 눈 깜짝할 사이에 끝났고, 나는 이겼다.

순간 정지는 전문 배우로서의 나를 다양한 방면으로 도와주었다. 이는 리허설에서 예상치 못한 연기적 충동을 도와줄 수 있다. 나는 〈자에는 자로(Measure for Measure)〉(셰익스피어의 비희극 작품 중 하나로 타락한 행정 판사의 이야기를 중심으로 인간의 행동에 대한 법적 · 도덕적 판단의 문제를 다뤘다. 제목은 성서에서 따온 말로 '법에는 법으로'라고 번역되기도 한다.)에서 클라우디오라는 캐릭터를 연기한 적이 있다. 클라우디오는 미혼녀를 혼전 임신시킨 죄로 사형을 선고받았다. 그가 여동생 이사벨라에게 앤젤로를 찾아가 자신을 대신해 탄원해 달라고 부탁하는 장면이 있다. 클라우디오의 여동생 이사벨라는 덕망 있는 젊은 여성이자 고상한 수녀였지만, 앤젤로는 그녀의 아름다운 모습에 욕정을 느낀다. 목숨이 걸린 문제에 처한 클라우디오는 그의 여동생에게 수단과 방법을 가리지 말고 자신을 구할 수 있는 방법을 강구하라고 요구하는 장면이다. 나는 그 장면에서 이성적인 주장, 감정적인 호소, 여동생으로서의 헌신을 간청하는 등 모든 종류의 전략을 시도해 여동생을 설득하였다. 그렇게 리허설을 하던 어느 날, 한 생각이 머릿속을 스쳤다. "그녀를 설득하기 위해 어떤 또 다른 것을 할 수 있을까?" 나는 스스로에게 나도 모르는 찰나의 순간(포이즈)을 허용했고, 여동생의 입술에 키스했다. 여동생 역의 배우는 놀랐고, 나는 그녀에게 앤젤로 역시 같은 것을 원했으리라는 점을 상기시켰다. 보통의 나라면 이런 생각이 들어도 '아니야, 너무 멀리 갔어'라고 생각했을 것이다. 그러나 나는 스스로에게 예상치 못한 어떤 공간으로 가는 자유를 허용했고, 그것은 결국 그 장면에서 가장 효과적인 순간으로 드러났다.

습관에게 '노(No)라고 말하는 것'은 '긍정적인 노(No)'이다. 이는 새로운 경험에 대해 '예스(Yes)라고 말하는 것'과 같다. 스스로 시간을 가질 수 있도록 훈련하고 언제 포즈(pause)해야 할지 배워야 한다. 하루 동안 짧은 휴식들을 취한다. 바닥에 누워 몇 초에서 30분 사이 건설적인 휴식을 취할 수 있다. 이 포즈는 의도적인 시간의 정지이며, 스스로 새로운 것을 경험하도록 허용하는 선물 같은 것이다.

의식, 포이즈, 그리고 디렉션

알렉산더 테크닉의 가장 중요한 것 중 하나는 알렉산더가 디렉션(direction)이라고 부르는 용어다. 디렉션은 의식(awareness)과 포이즈(poise)라는 이전 두 단계를 발판으로 긴장하는 습관을 변화하도록 자신에게 실질적으로 안내하는 단계다. 자학적인 혼잣말("왜 너는 똑바로 서 있지 못하니?", "너를 봐라, 끔찍하다!")보다 알렉산더 테크닉은 의식적이고, 부드러운 생각이다. 그것은 다음과 같다.

• **내 목이 자유롭다**(고 생각한다)(Let [think of] my neck be free)
첫 번째로, 그리고 가장 중요한 단어는 '놓아두다, 허용하다(let)'이다. 목이 자유롭도록 강요하는 것이 아니다. 그냥 생각한다. 만약 자신에게 긴장하도록 요구한다면 그렇게 된다. 마찬가지로 그것과 반대로 훈련할 수 있는 방법이 있다. 목을 자유롭게 만들기 위해서 뭔가를 행하는 것보다 목 근육이 부드러워지고, 릴리즈되고, 놓아지도록 허용한다. 이는 뇌에서부터 시작되어, 신경 시스템을 따라 전달되고, 생각에 반응하는 근육에 도달하여 끝나는 차분한 생각이다.
종종, 목이 긴장될 때 머리는 척추 최상위에서 뒤와 아래로 젖혀진다. 따라서 다음의 디렉션은 이렇다.

• **내 머리가 앞과 위로 향한다**(고 생각한다)(Let [think of] my head go forward and up)

여기서 '앞'이라 함은 머리를 자신 앞에 두라는 의미가 아니다. 머리가 뒤로 젖혀지는 긴장을 놓아 버림으로써 자연스럽게 살짝 앞으로 되돌아가는 것을 의미한다. 이것은 코를 0.5cm 정도 아래로 떨어뜨리는 것과 같다. 머리가 척추를 누르면 전신에 긴장을 전달하게 된다. 따라서 머리를 살짝 앞과 위로 놓아주게 되면 압박을 완화시키고 척추를 위로 향하게 해준다. 이로써 어떤 자세를 취하든지 머리는 언제나 척추의 최상위에서 릴리즈될 것이다.(머리가 목을 포함한 전신에 압박을 가하지 않고 본래의 방향인 앞과 위로 향하며 척추 최상위에서 균형을 이루고 있는 것을 의미한다. –역주)

• **내 척추가 길어지고 넓어진다**(고 생각한다)(Let [think of] my torso lengthen and widen)

이 디렉션 역시 '놓아두다(let)'는 단어로 시작된다. 근육에 노력을 가하는 것이 아니라 생각을 사용한다는 것을 상기한다. 어떤 강요 없이 자연스럽게 길어질 수 있도록 척추의 아래쪽 압력을 릴리즈한다. 척추를 놓아줌으로써 최적의 균형을 이룬 길이를 이룰 수 있어 꼿꼿하게 세우거나, 수축되어 움츠러들지 않는다. 넓어진다고 생각할 때, 척추 중심축으로부터 멀리 바깥쪽으로 근육이 릴리즈되도록 허용한다. 앞에서도 언급했지만, 움츠리거나 군인식의 자세를 취하는 것은 피해야 할 두 극단적인 자세다. 최대한 길어지고 넓어지는 것이 함께 작용하여 최고조로 확장되는 것을 허용한다. 그것이 일어날 때, 무대에서의 존재감과 카리스마를 자연스럽게 향상시킬 수 있으며, '자신만의 공간'을 가질 수 있다.

• 내 다리와 척추가 서로 분리된다(고 생각한다)(Let [think of] my legs release away from my torso)

골반을 포함한 척추가 머리 방향으로 릴리즈된다. 동시에, 두 다리는 고관절로부터 반대 방향으로 멀어지면서 릴리즈된다. 이는 마치 두 방향으로 부드럽게 늘어나는 고무 밴드와도 같다. 서 있을 때, 다리 근육이 뻣뻣해지지 않고 고관절까지 끌어당기지 않으면 바닥 쪽으로 길어질 것이다. 무릎은 너무 구부리거나 또는 뒤로 뻣뻣하게 펴지 않는다. 경직됨이 없이 자연스럽게 편다. 다리 위에서 편안하게 균형을 이루고 있는 척추를 상상해 본다. 팔이 겨드랑이 쪽으로 수축하면 이로 인해 어깨가 살짝 올라가고 앞으로 굽게 된다. 팔을 중력에 맡기고 옆에 편안하게 걸려 있다는 것을 허용한다고 생각한다.

• 내 어깨가 중심으로부터 넓어진다(고 생각한다)(Let [think of] my shoulders widen from each other)

어깨의 긴장을 놓아줄 때 어깨와 가슴은 양옆으로 넓어지는 경향이 있다. 이는 호흡을 깊고 자유롭게 하는 것을 도와준다. 그것은 개방과 확장으로, 방어적이거나 공격적인 상태에서 벗어나게 해준다. 긍정적인 주의를 자연스럽게 불러오는 존재의 방식이다. 열려 있고, 접근 가능한, '중립' 상태다. 이것은 다른 사람들이 알고 싶어 하는 누군가로 보이게 한다.

디렉션을 좀 더 풍성하게 설명하고자 부분적으로 떼어 이야기하였다. 그러나 디렉션을 줄 때 모든 문구가 하나의 문장처럼 이어져 형성된다는 것을 기억하기 바란다. 내 목이 자유롭다. 내 머리가 앞과 위로 향한다. 내 척추가 길어지고 넓어진다. 내 다리와 척추가 서로 분리된다. 내 어깨가 중심으로부터 넓어진다. 이것은 자신의 전체성, 즉 온전한 자신을 다룬다. 고통스럽거나 불편할수록, 전체가 아닌 부분에 대한 생각에 빠지기 쉽다. 훈련할수록 통합된 자신을 의식하는 것이 훨씬 쉬워진다는 것을 알게 될 것이다.

억지로 척추를 길게 늘릴 수 없다는 것을 이해하는 것이 중요하다. 자유로운 자기 사용을 위해 (1) 무엇을 하는지 의식하고, (2) 익숙한 신체적 습관에서 벗어나 포즈(pause)하는 것을 허용하고, (3) 디렉션으로 연결되는 '과정에 대한 지시'를 생각해야 한다. 독백 또는 장면을 연기할 때나 또는 움직이기 시작할 때 이 과정을 지속한다. 과정에 대한 지시는 습관으로부터 자신을 해방시켜 자신의 연기를 가장 잘 표현할 수 있도록 해준다.

디렉션들이 친숙해지고 그것이 자신에게 미치는 영향을 관찰하면 더 깊은 의미를 발견하게 될 것이다. 근육은 당장의 활동이 요구하는 만큼만 일하고 릴리즈되는 것이 좋다. 그 외에 더해지는 것은 과도한 긴장으로 이어진다. 이것은 팔을 올리는 단순한 행위부터 햄릿의 대사를 하는 복잡한 행위까지 모두 적용된다. 근육이 릴리즈되고 통합된 전체로서 일할 때 효율적이다. 그런 다음 자신이 상상했던 공연을 보여 줄 수 있다.

이 과정을 수행하다 보면 정신적 개념의 변화에도 도움을 준다는 사실을 천천히 알아차릴 것이다. 아마 긴장, 제약, 혹은 고통을 좋아하지 않음에도 불구하고 이미 그것에 익숙해져 있을 것이다. 스스로 '내가 어떻게 존재하는지'에 대한 개념을 가지고 있으며, 그 개념은 스스로를 구속하고 압박하며 근육을 경직시킨다. 변화가 느껴지지 않을지라도 디렉션을 주는 생각의 방식은 여타의 사고방식과는 다르다. 강요하거나 밀어붙이는 방식이 전혀 아니다. 어린아이나 친한 친구에게 말을 걸 때처럼 낮은 톤의 목소리로 스스로에게 말을 거는 자신을 상상할 수 있다. 부드럽고 끈기 있게 자신에게 말할 필요가 있다.

디렉션은 무대 공포증, 자의식, 어색한 움직임, 잘못된 몸의 사용, 제한된 호흡과 발성, 동료 배우 또는 관객들과의 관계 등 많은 면에서 도움을 줄 것이다.

아침, 저녁으로 몇 분의 시간을 자신을 위해 쓸 것을 기억하자. '기억하는 것을 기억하는 것'이 가장 중요하다. 내가 '의식하기'라고 부르는 것을 하루 종일 할 수도 있다. 무언가를 행하는 중에도 "나는 어떻게 앉아 있는가? 어떻게 걷고 있는가? 어떻게 이 대사를 연기하고 있는가" 등을 스스로에게 물어본다. 이것은 의식을 사용하는 것이다. 그것은 포이즈-디렉션의 과정으로 가는 짧은 순간을 가질 수 있게 해준다. 하면 할수록 이 과정을 삶에 통합시킬 수 있다. 그리고 의식-포이즈-디렉션의 원리는 필요할 때 언제든 자신에게 존재할 것이다.

엠파이어 스테이트 빌딩 _ 연습 19

만약 뉴욕의 엠파이어 스테이트 빌딩 옥상에 갈 일이 있다면 이 연습을 시도해 보자. 다른 높은 건물에서도 시도할 수 있다. 눈을 감고, 건물의 미묘한 흔들림을 느껴 본다. 매우 높은 건물은 바람에 흔들리게 끔 건축된다. 그렇지 않다면 무너질 것이다. 우리는 균형을 잘 잡기 위해, 균형을 잡는 동시에 미세하게 움직일 필요가 있다. 때로 영화나 연극의 장면들에서 목석같이 보여야 할 때가 있을 것이다. 목석처럼 가만히 있기 위해 뻣뻣해지는 방법밖에 없다. 하지만 내가 이야기하는 미세한 움직임들은 관객들의 눈에는 보이지 않을 것이다. 줄을 기다릴 때나 전시회에서 작품을 관람할 때도 이 연습을 해보자. '활동적인 서기 (active standing)'가 척추에 피로와 스트레스를 덜 준다는 것을 알게 될 것이다. 서기란 고정된 자세가 아닌 유동적인 균형 상태(지속적이고 미묘하게 바뀌는 평형성이 유지되는)다.

- 두 발을 살짝 벌린 상태로 선다.
- 알렉산더 테크닉의 '디렉션'을 준다. '내 **목**이 **자유롭다**, 내 머리가 앞과 위로 향한다. 내 척추가 길어지고 넓어진다. 내 다리와 척추가 서로 분리된다. 내 어깨가 중심으로부터 넓어진다.' 그리고 부드럽게 위로 길어지는 것을 허용한다.
- '꼼짝 않고 서 있기'보다는 균형을 생각한다.
- 발 주변이 살짝 움직이면서 미세하게 흔들리는 것을 느낄 수 있다. 미세한 움직임이 일어나도록 강요하지 말고 허용한다.
- 눈을 감는다.
- 균형을 이루는 동안 앞, 뒤, 양옆에서 미세하게 일어나는 움직임을 느낀다. 다리를 긴장시키거나 무릎을 고정시키지 않는다.
- 호흡을 유지한다. 호흡을 의식하면 호흡이 미세한 움직임을 촉진시키는 것을 인식할 수 있다.
- 눈을 뜬다.
- 자신의 균형과 주변 환경을 자각할 수 있는지 느껴 본다.

의도적으로 실수해 보기 _ 연습 20

우리는 실수를 두려워한다. 공연이나 리허설, 수업 시간 등 많은 사람들 앞에 서 있을 때 두려움은 고조된다. 만약 대사를 잊어버린다면? 예정된 동선을 벗어나는 실수를 한다면? 좋지 못한 연기를 선택한다면? 이런 것들이 마치 삶과 죽음에 관련된 문제처럼 느껴질 수 있다. 나도 그러한 경험이 있다. 그러나 이제 나는 '그것이 세상의 끝이 아니다'라고 말할 수 있다. 최악의 연기를 하고 고의로 실수함으로써 엄청난 자유를 느낄 수 있다. 사실은 그것들이 그렇게 심각하지 않다는 것을 직접 확인할 수 있다. 이러한 연습은 때로는 사람들을 웃게 만든다. 더욱 그렇게 할수록 (좋은 면에서) 웃게 만든다.

- 소설이나 연극 대본을 소리 내서 읽는다. 보통 때의 방식으로 읽는다.
- 다시 읽는데, 이번에는 의도적으로 실수한다. 단어를 잘못 발음하거나, 어순을 바꿔 읽거나, 잘못된 연기 선택을 해본다.
- 실수를 과장하고 우스꽝스러울 만큼 명확하게 실수한다.
- 터무니없고 부적절한 몸짓과 함께 대본을 읽어 본다.
- 읽는 내용의 의미와 상관없이 정반대의 의미를 내비쳐 본다.
- 거꾸로 소리 내어 읽는다. 마지막 단어로 시작해 거꾸로 읽어 보자.
- 지버리시(gibberish)를 사용하여 의미 없는 소리를 내어 본다.(지버리시는 의미 없고 자신이 모르는 말을 지껄이는 횡설수설로 연기 훈련이나 각종 수행법에 사용된다. -역주)
- 이제 가능한 한 단순하고 진정성 있게 읽어 본다.

위태로운 순간 _ 연습 21

이 연습은 포이즈를 연습하는 가장 좋은 방법이다. '위태로운 순간' 이란 말하거나 노래하거나 춤추거나 움직이기 직전의 가장 고조된 순간이다. 종종 습관은 그 고조된 순간에 다시 등장한다. 그래서 이를 바꿀 수 없다고 느낄 수 있다. 하지만 희망적인 소식은 그 순간이 바로 습관을 알아차리기 좋은 순간이라는 것이다. 따라서 자신이 무엇을 개선해야 하는지 확인할 수 있다. 내 말을 새겨듣기 바란다. 우리는 바뀔 수 있으며, 작은 단계를 수행함으로써 그 해답을 찾을 수 있다.

- 좋아하지만 조금 어려워하는 대사나 노래를 고른다.
- 큰 거울 앞에 선다.
- 판단 없이 자신을 관찰할 수 있는지 본다. 거울을 보지 않을 때와 마찬가지로 다른 무언가를 하지 않는다.
- 노래와 연기의 시작 부분을 해본다.
- 첫 도입, 그 시작 부분에서 몸이 무엇을 하는지 본다. 확실하지 않으면 여러 번 해본다.
- 아마도 목의 가벼운 긴장 또는 목이 앞으로 잘못 배치된 모습을 알아차릴 수 있을 것이다. 머리를 뒤와 아래로 젖히는 모습도 볼 수 있을 것이다. 어깨가 긴장해서 올라가거나 앞으로 굽을 수도 있다.
- **목을 자유롭게 하고, 머리를 앞과 위로 향하게 하고, 척추가 길어지고 넓어지는 것을** 허용한다고 생각할 때 어떤 일이 일어나는지 본다. 대사와 노래를 시작하기 전에 그 생각을 해본다. 그러나 마지막 순간에 팔을 들거나 한 걸음 내딛는 등 다른 무언가를 한다. 이것은 습관이 발생하기 직전 그것을 우회하는 방법이다.
- 위에 설명한 대로 디렉션을 준다. 노래와 대사 안에서 편안할 수 있도록 자신을 허용한다. 처음 했을 때와는 무엇이 달라졌는가?

"이게 얼마나 어려운지 아니?"_연습 22

어쩌면 실제 삶에서 이미 이런 일을 맞이했을 수도 있다. 아마, 예술인의 삶으로부터 '당신을 보호하려는' 선의를 가진 사람들로부터 훈계를 들었던 적이 있을 것이다. 사람들이 이런 이야기를 할 때 특히 그 주제에 대해 단호하게 말할 때 긴장을 하지 않기란 어려운 일이다. 몸을 가능한 한 자유롭게 하고, 깊고 고르게 호흡이 이어지는 것에 주의를 두면서, 이를 너그러이 듣는 것은 좋은 연습이다. 방어적이거나 감정적으로 대응하지 말고 그저 들으면서 '자신에게 머물러 있는다'.

- 이 연습은 친구를 필요로 한다.
- 조용한 공간을 찾는다.
- 서 있거나 앉아 있는 상태로 친구와 얼굴을 마주한다. 꽤 가깝게 마주한다.
- 친구로 하여금 당신에게 "이게 얼마나 어려운지 아니?"라고 훈수를 두게 한다. 친구는 신나서 열변을 토할 수 있고, 연기가 직업으로써 왜 나쁜지에 대한 온갖 이유를 나열할 수도 있다. 가령, 불안정한 수입, 보장된 일의 부족, 드문 기회, 기타 등등.
- 친구가 훈수를 두는 동안 자신이 침착할 수 있는지 살펴본다. 디렉션이 도움이 될 수 있다. 편안하게 호흡하는지 확인해 본다.
- 친구와 역할을 바꾸어 이번에는 당신이 훈수를 둔다. 이번에는 친구가 침착함을 유지하게 한다.

숫자 세기 _ 연습 23

사람들은 종종 포즈(pause)와 순간 정지(suspension)의 개념에 약간의 혼란을 느낀다. 그들은 움직이길 두려워한 나머지 그 자리에 멈춰 버린다. 이는 포이즈가 의미하는 것과 반대다. 순간 정지는 다음에 무엇을 하고 싶은지 선택할 수 있는 시간과 공간을 부여하는 순간이다.

- 소리 내어 열까지 숫자를 센다.
- 말하는 동안 몸에 어떤 일이 일어나는지 주목한다.
- 몇 번 더 소리 내어 열까지 센다.
- 긴장하는 지점을 알아차렸는가? 목의 뒷부분 혹은 후두에 가까운 목의 앞부분인가? 또는 어깨 혹은 허리 부분인가?
- 잠시 멈춘다. 얼어붙지 말고 그냥 잠시 멈춘다. 이것이 포즈다.
- 몸과 호흡이 편안하도록 스스로에게 요청한다.
- 긴장하는 습관을 '순간 정지'한다. 이것에 '긍정적인 노(No)'라 말하고, 새로운 종류의 행동(목과 어깨, 척추의 자유)에 대해 '예스(Yes)'라 말한다.
- 디렉션을 준다.
- 열까지 세면서 목이 편안해지고 등이 길어진다고 생각한다.
- 편안한 중립 상태로 돌아오는 것을 허용하기 위해 잠시 포즈한다.
- 더 큰 소리로 열까지 센다. 단지 큰 소리를 낸다는 이유로 긴장하지 않을 것을 자신에게 요청한다.
- 잠시 멈추고 편안하게 호흡하도록 자신에게 허용한다.
- 스물다섯까지 수를 세면서 (호흡이 필요하면 언제든지 숨을 쉬고) '다섯', '열', '열다섯', '스물'에서 잠시 포즈한다. 잠깐의 포즈를 하는 동안 편안한 몸과 호흡을 유지하도록 스스로에게 상기시킨다.

몸 전체를 관통하는 업 에너지 _ 연습 24

알렉산더의 원리를 몸에 익히는 데 도움이 되는 기본적인 연습이다. 본래 있어야 할 편안하고 자연스러운 유기적 상태로 되돌아가도록 돕는다. 그것은 연기하기에 가장 좋은 이상적인 공간이다.

- 편안하게 발을 벌리고 선다.
- '목이 자유로워지고, 머리가 앞과 위로 향하고, 척추가 길어지고 넓어지며, 다리가 척추와 서로 분리되고, 어깨가 중심으로부터 넓어진다'고 생각한다.
- 몸속 깊은 곳에서 척추를 따라 몸 전체가 부드럽게 위로 향한다고 생각한다.
- 팔이 양옆으로 부유하듯이 펼쳐지는 것을 허용하면서 바닥과 평형을 이루게 한다.
- 몸통을 통해 길이를, 가슴과 어깨를 가로질러 너비를 생각하고, 팔이 양옆으로 부드럽게 늘어날 수 있도록 허용한다. 다리가 바닥을 향해 부드럽게 길어질 수 있도록 허용한다.
- 팔을 다시 양옆으로 부유하듯이 돌아오도록 한다.
- 다시 팔을 양옆으로 펼쳤다가 돌아오도록 한다.
- 팔이 천장을 향해 편안하게 위로 길어질 수 있도록 허용한다. 몸의 앞, 뒤, 옆이 부드럽게 길어지는 것을 의식한다.
- 팔이 양옆으로 다시 돌아온다. 팔이 내려올 때 몸통 전반에 걸쳐 '업(Up)'이라는 생각을 한다.
- 두 번 반복한다. 팔이 천장을 향해 위로 늘어나도록 한 후 뒤꿈치를 든다. 무한함에 다가간다고 생각한다.
- 다시 중심으로 돌아온다. 가만히 서 있을 때도 몸 전반에 걸쳐 부드럽게 위로 길어지는 것이 지속됨을 기억한다.

부정적인 생각 바라보기 _ 연습 25

스트레스를 주는 요소는 가끔 외부에서 오기도 하고, 내면의 부정적인 혼잣말에서도 온다. 나는 늘 배우들과 그들의 작업 결과를 본다. 그들은 자신들의 방식으로 결과를 얻는다. 그들은 자신에 대한 특정한(간혹 잘못된) 믿음을 내면화하고, 그들의 몸과 마음은 이에 반응한다. 이러한 불안 요소는 언제든 튀어 나올 수 있고, 오디션이나 큰 공연처럼 중요한 순간에 특히 더 그럴 수 있다. 그러나 그 믿음 체계를 조금씩 없애기 시작한다면 그 순간들을 더 쉽게 다룰 수 있다. 그러한 생각들을 살펴보는 것은 마치 옷장 제일 밑바닥에 있던 오래된 옷을 밖으로 끄집어 내는 것과도 같다. 오래된 옷과 마찬가지로, 이러한 믿음 체계들을 살짝 환기시키고 오랫동안 한번 쳐다보게 되면 완전히 버릴 수 있을 것이다.

- 몸 · 마음 일기를 꺼낸다.
- 자신에 대해 비난 목록을 작성한다(몸의 사용, 움직임, 일을 하는 정신적 · 신체적 방식 등).
- 그다지 좋아하지 않는 자신의 몸 부위 목록을 작성해 본다.
- 그다지 만족해하지 않는 자신의 행동 목록을 작성해 본다.
- 타인의 이야기에서 비롯된 자기비판 목록을 간단히 작성해 본다.
- 그 목록들을 살펴본다. 다른 사람들의 몸보다 자신의 몸이 그렇게 나쁜가? 친한 친구라면 그렇게 엄격할 수 있는가?
- 바꾸고 싶은 자신의 행동 목록을 살펴본다. 다른 사람들의 행동보다 더 문제될 만한 것인가?
- 자신의 몸 · 마음 문제와 행동 문제들로부터 편안해질 수 있는 방법을 나열해 보자.
- 어쩌면 그 문제들이 생각만큼 굳게 자리 잡은 것이 아닐 수도 있음을 생각해 본다.

가장 기초적인 연습 중의 하나이고 매일 할 수 있다. 이것을 위해 특별히 시간을 투자할 필요는 없다. 아침을 준비하거나, 식사를 하거나, 무언가를 읽을 때, 혹은 영화를 볼 때와 같은 일상적인 활동을 하면서 해볼 수 있다. 디렉션은 자신의 생각에서 비롯되며, 신경 시스템을 따라 이동해, 근육으로 그 생각을 전달한다. 점진적으로 자신을 이끄는 그 생각을 몸이 구현하게 된다. 이는 자신의 가능성을 최대로 확장시킬 수 있는 명백한 사명이 될 수 있다.

- 등받이가 있는 의자에 편안하게 앉는다. 또는 머리 밑에 책을 두고 무릎을 구부린 채 바닥에 눕는다.
- 어디에 있는지 의식해 본다. 의자 위에 놓인 몸 또는 바닥에 있는 몸 등.
- 안으로 흘러 들어오고 나가는 호흡을 의식한다. 잔잔한 움직임이 항상 있음을 기억한다. 몸이 멈춰 있는 순간은 없다.
- 디렉션을 준다. '**목이 자유로워지고, 머리가 앞과 위로 향하고, 척추가 길어지고 넓어지고, 다리와 척추가 서로 분리되고, 어깨가 중심으로부터 넓어진다.**'
- 자신은 몸 · 마음이라는 것을 기억한다. 자신의 생각이 몸에 깊은 영향을 미칠 수 있다는 것을 기억한다.
- 지금 이 순간에 존재한다. 과거와 미래는 그것에 대해 생각할 준비가 될 때 있을 것이다.
- 몇 분간 디렉션을 다시 준다. 디렉션은 허용하는 것이지, 자세를 고정하는 것이 아니다.

4장

자기의 사용

2, 3장을 통해 자기(Self, 몸 · 마음)를 감각하는 방법과 자신이 바꾸고 싶은 것들을 어떻게 건설적으로 바꾸는지에 관해 다뤘다. 감각적 자각은 알렉산더 테크닉 과정의 두 가지 다른 구성 요소인 포이즈와 디렉션을 준비하도록 돕는다. 이 세 가지 개념을 연습하는 동안, 그것들은 유기적으로 조화를 이루어 알렉산더 테크닉에서 말하는 '자기(Self)의 사용'을 돕는다. '자기의 사용'은 일상생활에서 움직이고 기능하는 데 있어서 몸 · 마음을 어떻게 사용하는지를 의미한다. 이것은 일상의 삶뿐만 아니라 연기에서도 필수적이다.

연습을 할수록 자신이 연기하는 다양한 역할에 생명을 불어넣는 자신과 자신의 움직임의 특성을 더욱 잘 형성할 수 있음을 알게 될 것이다. 노련한 배우는 몸의 언어를 사용한 비언어적인 의사소통을 능숙하게 한다. 움직이는 방식을 통해 말로는 표현할 수 없는 역할의 내적인 삶을 보여 줄 수 있다. 몸의 언어는 역할 속에 깊이 뿌리박혀 있는 인간 행동(human behavior)을 드러낼 것이다. 이는 스토리텔링에서 필수적인 부분이다.

예를 들어, 거짓말하는 연기의 경우 때로는 배우가 너무 티가 나게 연기를 한다. 어쩌면 배우는 자신이 거짓말하는 것을 관객들이 알아차리지 못할까 봐 우려할 수도 있다. 현실 속에서 거짓말은 알아차리기 쉽지 않다. 사람들은 거짓말을 꽤나 잘하고 그들은 그 거짓말이 밝혀지는 것을 원치 않는다. 그러나 사람들이 거짓말을 할 때 아무리 확신을 가지고 하더라도 몸은 거짓말을 못한다. 이런 징조들은 미묘하게 나타난다. 거짓말하는 순간에 옆을 힐끗 본다거나 또는 스푼으로 커피 잔에 소리를 내는 등 어색한 신체적 행동을 보인다. 혹은 말하는 톤이나 방식으로 감정적 반응을 보이고, 어디서도 나타나지 않던 감정적 반응을 보이기도 한다. 관객은 이때 장면의 맥락 안에서 이런 종류의 미묘한 행동들을 이해할 것이다.

또 다른 예는 극 중의 아이러니다. 배우는 연기할 때 실제라고 믿으면서 말한다. 배우는 거짓말을 하는 것이 아니다. 자신이 하는 말을 믿으려고 노력한다. 이 연기는 목소리와 몸의 섬세한 사용을 통해 효과적으로 보여질 수 있다. 뉘앙스(미묘한 차이)로 작품의 숨겨진 뜻을 더 깊이 전달해 줄 수 있다. 자기의 사용은 연기 보고(寶庫)에서 매우 귀중한 도구이고, 무대나 영화에서 큰 영향력을 발휘할 것이다. 특히 인간의 행동을 세밀하고 섬세하게 클로즈업하는 장면에서 매우 유용하게 사용할 수 있을 것이다.

자기의 사용은 단지 신체적 사용뿐만 아니라 정신적·감정적으로 자신을 '사용'하는 방법이다. 이 세 가지 요소는 서로 분리될 수 없다. 그것들은 모두 연결된 하나다. 나의 경우, 나를 잘못 사용한 한 예로 스스로를 심하게 몰아가는 오래된 습관이 있었다. 이것은 신체적 징후로 드러났다. 나는 등을 구부린 채 숙제를 하곤 했는데, 어깨는 위로 올라가고 목은 책상 쪽으로 끌어내렸다. 이런 신체적 행동을 이끈 것은 "나는 매우 열심히 해서 좋은 성적을 받을 것이고, 계속 나아갈 거야"라는 나의 정신적 태도였다. 나의 근본적인 추진력의 동기는 "나는 좋은 배우가 되어야 한다. 나는 최고가 될 거야"라는 생각이었다. 이는 나를 사용하는 데 필수적인 부분이었다. 어디서 많이 들어 본 말이지 않은가?

나의 이런 오래 전 습관을 공감하지 못하더라도, 얼마든지 다른 방법으로 스스로를 압박할 수 있다. 어떤 사람들은 진심이 아닌데도 스스로를 그렇다고 믿게 하려고 "다 좋아요"라고 말한다. 겉으로는 무심한 척해도 진심은 갈망한다는 사실을 다른 사람과 세상으로부터 숨기려고 한다. 어쩌면 그들 자신에게조차 말이다.

사용이 기능에 영향을 미친다

연기나 일상에서 자기 사용에 감정이 분리될 수 없다. 내 경우에는 잘해야 한다는 걱정, 선생님들을 기쁘게 하고 싶은 것, 내가 얼마나 잘할 수 있는지 그들에게 보여 주는 것 등이 감정적 그리고 정신적 추진력이었다. 나는 빠르고, 체계적이고, 열심히 일하고, 잘 훈련되었으며, 창의적이었다. 하지만 정신적 · 신체적으로 엄격했고, 쉽게 내 자신을 의심하고, 나의 능력에 대한 확신이 없었다. 이런 현상을 알렉산더는 '사용이 기능에 영향을 미친다'라고 말했다. 나의 몸 · 마음을 어떻게 사용했는지가 나의 기능에 영향을 미쳤던 것이다.

사람마다 문제는 좀 다르게 나타날지라도 '사용이 기능에 영향을 미친다'라는 패러다임은 연극이나 영화의 연기에도 그대로 적용된다. 예를 들어, 어떤 배우들은 자신에게서 벗어나 역할의 세계로 들어가는 동기 부여가 어렵다고 한다. 이런 이유로 그들은 곧 있을 오디션을 찾지 못하거나 다음 오디션에 참여하라는 연락을 받아도 참가하지 못할 수 있다. 또는 자신이 직접 제작에 대한 생각을 갖고 있어도 모든 세부 사항들을 준비하고 팀으로 함께 일할 동료를 찾는 것을 어려워할 수도 있다. 때로는 일어날 수 있는 일, 나올 수 있는 결과에 대해 두려워하고 혹은 어디서부터 시작할지 몰라 혼란스러워한다. 자기 안에서 균형을 되찾는 작업은 자신에게 적합한 것이 무엇인지 더 분명해지도록 도울 것이다. 이러한 내적인 명료함과 평형감각은 예술 분야에서 만족스러운 경력을 쌓는 데 매우 필수적이다.

중요한 오디션이 있는 전날 저녁에 무엇을 하는가? 새벽까지 과식하고 술을 마시고 다음날 늦게 일어나 대충 옷을 걸쳐 입고 뛰어가 오디션 시간에 겨우 맞춰 도착하거나 지각하는가? 아니면 전날 밤에 충분히 수면을 취하고 오디션 대본을 검토하며 시간을 보내고 역할의 의도를 연구하고 잠시나마 신체와 목소리에 관련된 워밍업을 한 후 넉넉한 시간을 가지며 오디션에 참가하는가? 요점을 전달하기 위해 극단적인 두 예시를 들었고 그 사이에는 많은 단계적인 차이들이 있다.

개선된 자기 사용이 기능의 개선을 어떻게 이끄는지 알려주는 또 다른 좋은 예는 신체·정신·목소리를 위해 매일 몇 분의 시간을 연습하는 것이다. 15분이면 충분하고, 10분도 괜찮다. 아침에 10분, 저녁에 5~10분 연습할 수도 있다. "나는 그럴 시간이 없다"고 쉽게 말할지도 모르겠다. 그러나 우리는 자신을 위해 10분을 만들어 낼 수 있다. 그리고 일주일에 한 번이나 격주에 한 번 정도 동료와 함께 연습할 20분 정도의 시간을 낼 수 있다. 이런 짧은 연습 시간은 자신의 기술과 전문가로서의 삶에 매우 귀중하다. 그 10분 동안 차분하게 자신을 의식하며 인내심을 갖고 연습하는 것이 필수 요소다.

자연스러운 연기

때로 대중들은 어떤 배우들에 대해 '항상 똑같은' 연기라며 불공평한 비판을 할지도 모른다. 이런 배우들은 상대적으로 좁은 범위에서 역할을 선택한다. 그들은 특정한 종류의 역할을 여러 번 표현할 수도 있다. 그것은 그들이 게으르거나 기술이 부족하거나 '단지 자기 자신으로 있는 것'을 의미하는 것이 아니다. 카메라와 관객들 앞에 그저 자기 자신으로 있는 것이 쉽고 편해서라고 비판한다면 이는 진실과 거리가 먼 추측에 불과하다.

나는 관객들이 어떻게 반응하는지 보기 위해 그들을 무대 위로 초대하곤 한다. 연기하는 것이 익숙하지 않은 사람들을 카메라 앞이나 무대에 세우면 어떤 일이 일어날까? 이마에는 땀방울이 맺히고, 시선은 방황하거나 초점을 잃고, 목소리는 떨린다. 갑자기 똑똑한 사람들도 가장 기본적인 사실조차 기억하지 못한다. 이는 연기를 훌륭히 해내기 위해서는 많은 능력과 훈련이 필요하다는 것을 의미한다. 배우에게 그냥 '자기 본인 같다'고 평가한다면 그것은 연기라는 예술에 대한 부족한 이해에서 비롯된다.

카메라 앞에서 아무것도 안하는 것처럼 보이는 자연스러운 연기를 보여 주는 숙련된 배우들이 많다. 그들은 아주 노련하기 때문에 아무것도 안하는 것처럼 보인다. 그들이 연기한다고 느끼지 못할 정도로 그들이 자신의 역할로 살고 있기 때문이다. 또한, 관객이 비평하는 이러한 배우들은 상당수가 자신의 능력을 더 넓은 범위에서 보여 줄 역할을 얻기 위해 애쓴다. 그러나 고정 관객들은 그들이 다른 종류의 역할을 하는 것을 보고 싶어 하지 않는다.

다재다능한 연기로 유명한 배우들도 있다. 가장 유명하게는 메릴 스트리프(Meryl Streep), 조니 뎁(Johnny Depp), 다니엘 데이 루이스가 있다. 이런 배우들은 자신의 역할을 연기할 때 넓은 영역(palette)을 사용한다. 그들은 다양한 역할에 자신의 외모, 목소리, 움직임, 버릇, 억양을 사용하는 것이 능숙하다. 장소, 시대, 사회적 계층이 각기 다른 역할을 연기하는 데도 탁월한 재능을 갖고 있다. 가장 중요한 것은 역할과 자신 사이의 분명한 차이의 한가운데서 진실성을 찾을 수 있다는 것이다. 그들은 역할과 자신이 어디서 만나고 섞이는지를 찾는다.

연기의 폭이 넓든 좁든 감정의 진실성과 진정성은 항상 배우들이 목표하는 바다. 진실에 도달하는 방법은 감정과 상상력, 신체를 이용하는 방법 등 다양하다. 때로 다른 사람의 걸음을 연구하고 모방하는 것은 그 사람에 대해 즉각적으로 이해하게 한다. 특정한 동작 패턴, 몸을 사용하는 방법들, 몸짓(역의 일부)에 자신을 맞춰 보는 것은 역할의 가장 깊은 진실성을 찾도록 도와준다.

자기 사용에 영향을 미치고 연기에 방해가 되는 습관이나 버릇이 있을 수 있다. 이런 습관들이 실제로 연기하는 역할에 효과가 있을 수 있지만 그렇지 않을 때도 있다. 때때로 배우는 특정 버릇으로 유명해진다. 예를 들어, 말쑥하게 차려입고 분명하게 말하는 것이 배우들의 표준이었던 시대에 말런 브랜도(Marlon Brando)는 티셔츠에 딱 달라붙은 청바지와 중얼거리는 말투로 유명해졌다. 당시 젊은 배우들은 그의 옷 입는 방식과 중얼거림을 따라 하기 시작했다. 이런 것이 그의 천재성보다는 비교적 따라 하기 쉬웠기 때문이다. 브랜도는 여러 영화에서, 특히 〈율리우스 카이사르(Julius Caesar)〉에서 자신이 원할 때는 분명한 말투로 말할 수 있다는 것을 보여 줬다. 브랜도의 예처럼 언제든 자신을 다른 모습으로 변화시킬 수 있다. 이것은 연기를 신나고 신선하며 다양하고 놀라운 작업으로 만들어 준다.

구성된 자세와 신체적 전환

구성된 자세(Postural Set)란 배워서 익힌 자세다. 우리는 앉고, 서고, 걷고, 모든 신체 활동을 하는 데 있어 특정한 방법을 갖고 있다. 몸은 각 활동에서 그 자세를 유지하기 위해 근육 활동이 얼마나 필요한지를 예상한다. 우리는 정적인 자세로만 있는 것이 아니며 하나의 구성된 자세에서 또 다른 구성된 자세로 움직인다. 즉 앉기에서 서기나 걷기로 움직인다. 일상적인 움직임은 매 순간 생각할 필요가 없다는 면에서 긍정적이다. 그다지 긍정적이지 않은 것은 필요 이상으로 몸이 일해야 한다고 착각하는 것이다.

자신의 습관과 구성된 자세에 익숙해진다는 것은 사실 놀랄 만한 일이다. 예를 들어, 의자에 앉을 때마다 푹 쓰러져 무너지는 자신을 발견할 수 있다. 몸은 앉는 행위에 그런 무너짐이 포함된 것으로 느낀다. 무너짐이 이 '구성(set)'의 일부고, 몸은 앉을 때마다 무너진다는 것을 '기억한다'. 그러나 그렇게 앉는 방식은 일부 근육은 과도하게 사용하고, 다른 일부 근육은 아예 사용하지 않는다.

서기에 대해서도 각자의 구성을 갖고 있다. 구부정하게 서거나 대부분의 체중을 한쪽 다리에 싣고 엉덩이를 빼고 있을 수 있다. 걷기 역시 개인적 구성들을 가지고 있다. 어떤 사람들은 목을 앞으로 빼고 어깨를 귀 쪽으로 올린다. 앞으로 나아갈 때 엉덩이부터 흔들지도 모른다. 연기를 할 때도 일종의 '구성(set)'이 있을 수 있는데, 예를 들면 오디션에서 특정 방식으로 대본을 읽는 습관적 행동이 있을 수 있다. 또는 오디션 장소에 들어가기 전 서 있거나 앉아 있을 때 과도하게 긴장하는 습관이 있을 수도 있다. 다양하게 구성된 자세는 연기하는 역할의 신체적 삶을 정의하는 데 사용할 수 있다. 이것은 자신이 연기하는 역할이 어떻게 움직이는지를 알아내는 데 매우 유용하다. 역할의 움직임은 역할의 심리를 정의하는 데 도움이 되기 때문이다.

'신체적 전환(somaticize)'이란 정신적 장애가 신체적 증상으로 전환되는 것이다. 즉 정신적·감정적 스트레스가 몸으로 옮겨 가는 것을 의미하며 피로, 식욕 상실, 두통, 위장 장애 등을 일으킨다. 물론 일부러 그렇게 하는 사람은 없다. 누구에게나 발생하는 이것은 연기를 방해하기도 한다. 많은 압박을 받는 배우들은 몸이 종종 이런 반응을 보이며, 이러한 일은 흔하게 발생한다.

때로는 역할의 긴장과 자신의 긴장이 혼동되기도 한다. 드라마의 첫 번째 원칙은 '드라마는 갈등이다'라는 것이다. 현실에서 자주 피하려고 노력하는 갈등이 연기에서는 고조되기도 한다. 연극이나 영화는 온갖 종류의 극심한 갈등들이 가득하다. 심지어 코미디에서도 마찬가지다. 때로는 역할 자체가 긴장을 많이 하는 역할일 수도 있다. 그렇다면 어떻게 해야 이런 역할을 연기하면서도 자신의 몸과 목소리에 좋지 않은 영향을 주지 않고 예술적 표현을 발휘할 수 있을까? 공연이 끝나고 어떻게 하면 역할의 긴장이 신체적 증상으로 전환되지 않을까?

대답은 스트레스를 자신의 몸을 통해 배역의 삶으로 풀어내는 것이다. 스스로 균형을 이루고 자유로울 때 긴장을 구체화할 수 있다. 긴장을 느끼고, 적절한 방법으로 역할을 경험하고, 그것이 자신을 통해 움직여 그 느낌이 관객들을 향해 표출되게 한다. 이것은 자신을 통해 관객들에게 가는 에너지 흐름의 일종이다. 이것을 섬세하고 숙련된 방법으로 성공적으로 해냈을 때 에너지와 감정의 분출은 카타르시스를 느끼게 한다. 그리고 실제로 '역할의 삶'을 산 것이 된다. 자신은 그 역할로서 생각하고, 느끼고, 경험했으며, 그 역할의 갈등을 진실되게 살았다. 이것이 바로 완전하게 실현된 공연이다.

동양철학에서 인용되는 이미지를 적용하는 것이 도움이 될 수 있다. 자기를 속이 텅 빈 피리라고 생각한다. 그 악기가 사용될 때 공기가 자신을 통해 움직인다고 허용한다. 연기자로서 모든 종류의 것들이 자신을 통해 움직이도록 허용할 수 있다. 우리에게는 상상력이 마음껏 펼쳐질 수 있도록 내버려 둘 힘이 있다. 스스로를 튜브와 같은 하나의 관, 텅 빈 피리로 인식한다면 그 어떤 것도 자기 안에 갇히지 않는다. 자기를 통해 해소되고 흘러갈 것이다. 이것이 일어날 때는 강렬한 느낌이나 매우 가볍고 편안하다. 심지어 약간의 중독성이 있어 또 하고 싶어질 것이다.

신체 이미지와 완벽주의

명심해야 할 두 가지 중요한 요소가 있다. 바로 신체 이미지와 완벽주의. 신체 이미지는 모든 사람의 관심사다. 우리는 몸과 그것이 어떻게 보이는지에 대한 감정을 갖고 있다. 나는 학생들이나 다른 사람들이 자신의 키, 몸무게, 체형, 그리고 신체 여러 부위에 대한 느낌들을 장황하게 말하는 것을 듣곤 한다. 많은 운동으로 몸이 다져진 배우들조차 종종 충분하지 않다고 걱정하며 '완벽하게' 보이기 위해 더 운동하고 더 열심히 노력한다. 우리는 인터넷과 잡지 표지의 완벽하게 보정된 모델의 멋진 이미지에 영향을 받는다.

배우들은 항상 최상의 상태로 보여져야 한다는 압박을 다른 사람들보다 더 많이 받는다. 어떤 사람들은 배에 심하게 힘을 주고, 어떤 남자들은 몸집이 더 커 보이려고 팔을 몸통으로부터 인위적으로 벌린다. 또 어떤 사람들은 몸집이 작아 보이게 하려고 몸을 늘어뜨리거나 온몸을 웅크린다. 그것은 자신을 객관적으로 보기 어렵게 만든다. 또한 역할을 연기하기 위해 신체적으로 어떤 변화를 줘야 할지 생각하기 어려워진다. 많은 배우들은 거울 보는 것을 좋아하지 않거나, 뮤지컬에서 춤추는 것을 꺼리거나, 일부 코미디에서 몸을 쓰는 복잡한 연출을 두려워할 수도 있다.

어떻게 하면 몸과 더 가까워질 수 있을까? 어떻게 하면 최소한의 시작으로 몸을 '받아들일 수' 있을까? 어떻게 하면 자신의 체형과 평화롭게 지낼 수 있을까? 항상 몸을 더 좋게 보이려고 노력하는 것은 완벽주의의 징후다. 완벽주의의 아이러니 중 하나는 당신을 지배하고 종종 당신이 원하는 것에서 멀어지게 하는 일종의 학대라는 것이다. 훈련과 노력은 좋은 것이다. 최선을 위해 노력하는 것은 좋다. 그러나 신체적 완벽함을 얻고 그것을 영원히 보존할 거라 생각한다면 자신을 마치 돌처럼 만들 수도 있다. 그리고 매번 '완벽한 연기'를 해낼 것이라는 생각은 그릇된 연기 습관, 긴장, 뻣뻣함, 끊임없이 자신을 관찰하는 특징, 그저 행하는 대신 '내가 잘하고 있나?'와 같은 부정적인 혼잣말 등을 계속해서 이끌어 낸다.

'완벽한 연기'를 만들고 통제할 수 있다는 생각을 버린다. 대신 맡은 역할이 어떤 사람인지, 그 역할이 원하는 것은 무엇이고, 추구하는 것은 무엇인지에 주의를 둔다. 이런 모든 것들이 '내가 어떻게 보이지?'와 같은 생각에서 멀어질 수 있도록 도울 것이다. 맡은 역할에 주의를 둘 때 자신의 몸·마음은 더욱 편안해질 것이고 공연도 그렇게 될 것이다.

스스로를 왜곡하기

일을 몹시 원하는 많은 배우들은 '그들'(프로듀서, 에이전트, 캐스팅 감독)이 무엇을 원하는지 알아내려고 열성을 다할 것이다. 그리고 그 작은 상자 안에 자신을 끼워 맞추기 위해 노력할 것이다. 자기 자신으로 일할 때 고려해야 할 것이 바로 '무리를 따르지 말라'는 것이다. 집단 본능(herd instinct)이라고 부르는 것을 발달시키지 않도록 한다.

사회의 다른 구성원들에 비해 배우들은 대개 틀에 박히지 않은 길을 따른다. 그러나 때로는 영화나 연극 집단이 일종의 '집단 사고(group-think)'로 사람들을 이끌 수 있다는 것은 아이러니다. 그룹이 '동의하는 것에 동의'함으로써 합의에 이른다는 의미다. 이는 창의성을 약화시키고 종종 모순되는 엄격한 규칙을 만들어 낸다. "아무도 재공연을 보고 싶어 하지 않는다", "사람들은 이전에 보았던 것을 보고 싶어 하지만 새로운 방식이어야 한다", "최고의 엔터테인먼트는 온 가족이 함께할 수 있는 가족 친화적인 것이다", "진정한 예술은 위험을 감수하는 것이다" 등. 이러한 것들을 바탕으로 타당성과 지혜를 고려해 보는 것은 좋지만, 너무 흔들리지 않는 것이 현명하다.

그렇다고 기계적으로 모든 트렌드에 저항하고, 오랫동안 그 분야에서 일한 경력자들의 말을 무시하라는 것은 아니다. 자신의 실수를 통해 배우는 것도 중요하지만 다른 사람들로부터 배우는 것도 중요하다. 그러나 집단 사고는 개인의 특정한 강점이나 약점에 명확하게 접근하지 못하게 한다. 자신의 재능에 충실하고, 자신이 누구인지를 왜곡하지 말고, 그것을 편안하게 받아들이고 그 안에서 자신감을 가져라. 필요에 따라 환경에 적응하되 자신의 중심에서 멀어지지 않는다. 이런 식으로, 다른 사람들을 과도하게 따라하는 것을 피할 수 있다. 그들이 하는 똑같은 연기를 선택하거나, 배우로서의 직업적인 선택을 그들의 선택과 비교하는 등으로부터 말이다.

대표적인 연기 조언인 "자신의 연기 경력은 다른 사람의 것과 비교할 수 없다. 모든 사람은 자신만의 여정과 궤도가 있다"는 말은 사실이다. 너무 많이 비교할 때 필연적으로 자신의 선택에 실망하거나 좌절감을 갖는다. 진지한 예술가로서 자신의 능력에 자신감을 갖고 자신의 방향을 개척할 수 있으리라 확신한다. 이 조언은 자신을 더욱 차분하고, 편안하고, 진실되며, 몸 · 마음과 연기에서 더 자유롭게 해줄 것이다.

거짓말 _ 연습 27

연기는 거짓말의 일종이 아니다. 연기는 진실을 말하는 것이다. 거짓말은 연기와 마찬가지로 복잡한 몸 · 마음의 활동이고, 연습한다 해도 마찬가지다. 긴장하지 않고는 행하기 어렵다. 그럴 경우 자신은 스스로가 속이는 행동을 하고 있다는 것을 안다. 약간의 죄책감이 들 수 있고 이것은 몸에 드러날 것이다.

이 연습은 자신에게 약간의 불편함을 허락하면서 여전히 내면의 균형을 유지하게 해준다. '자신의 불편함에 편안해지는' 연습이다.

- 이 연습을 위해 친구 한 명이 필요하다.
- 친구에게 고의로 거짓말을 한다.
- 이때 자신의 몸에서 특히 머리, 목, 어깨에서 어떤 일이 일어나는가?
- 거짓말을 할 때 자신의 호흡과 목소리에서 무엇을 알아차릴 수 있는가?
- 거짓말과 그 거짓말을 말하는 방식을 과장한다. 대담하게 한다.
- 이것이 자기 사용에 어떻게 영향을 미치는가?
- 이번에는 거짓말을 매우 미묘하게 한다. 가능한 믿을 만하게 한다.
- 거짓말을 할 때 친구가 무엇을 알아차렸는지 말하게 한다.
- 역할을 바꿔 위의 방식대로 다시 진행해 본다.
- 친구가 거짓말을 할 때 무엇을 알아차렸는가? 친구의 몸짓 언어, 목소리, 태도는 어떠한가?

서브 텍스트 혹은 아이러니 _ 연습 28

분명하고, 직접적이고, 진심으로 말하는 것에 익숙한 사람들에게 이 연습이 처음에는 약간 부자연스럽게 느껴질 수 있다. 그럼에도 불구하고 훌륭한 연습 방법이다(서브 텍스트란 대사로 표현되지 않은 생각, 느낌, 판단 등의 내용이다). 두 상반된 관점이 동시에 소통하는 것은 내면이 균형을 이룬 상태에서 할 수 있는 것이 좋다. 마치 두 개의 공, 야구방망이, 화장실 배관 청소 용구를 갖고 저글링하는 것과도 같다. 자신의 게임을 계속 한다.

- 이 연습을 친구와 함께 한다.
- 간단한 문장이나 짧은 단락을 선택해 반대의 의미로 의도하면서 읽는다. 예를 들어, "나는 파티에 갈 것을 정말 기대하고 있어"라고 말한다.
- 자신의 의도가 드러나지 않게 한다. 진실하려고 노력한다. 그러나 속으로는 다른 생각을 하고 있다는 것을 자신은 알고 있다.
- 깊은 내면에서 반대로 의도하며 여러 문장을 말해 본다.
- 이때 자신의 몸 · 호흡 · 감정에서 무엇을 알아차릴 수 있는가?
- 역할을 바꿔 파트너가 같은 것을 하게 한다.
- 파트너가 고의적으로 거짓말을 할 때 무엇을 알아차렸는가?

일상에서 과도하게 노력해 보기 _ 연습 29

과도한 노력은 스트레스와 긴장을 유발하는 기본 요인 중의 하나다. 아이러니한 것은 과도한 노력이 자신을 돕는 거라 여기겠지만 사실은 해치고 있다는 점이다. 이 연습은 일상 활동에서 자신의 몸을 더 분명하게 느끼도록 해준다.

- 펜을 잡고 꾹꾹 눌러 써 본다. 빠르게 써 본다. 손, 손목, 팔이 어떠한가? 몸통은 어떠한가?
- 마감 기한이 임박한 중요한 이메일을 써야 한다고 가정한다. 강하고 빠르게 타이핑을 한다. 손, 팔, 몸통에 어떤 증상이 있는가? 심지어 다리와 호흡에도 영향을 미칠 수 있다.
- 부엌에서 뚜껑이 꽉 닫힌 유리병을 잡는다. 열어 본다. 몸이 어떻게 되는가? 호흡은 어떠한가? 자신의 습관을 과장해 보면 그 습관들이 더 분명하게 느껴질 것이다.

- 샤워할 때 어떻게 머리를 감는지 알아 둔다. 몸에 비누칠은 어떻게 하는가?
- 이를 닦을 때 주목한다. 칫솔을 너무 세게 잡아 팔이 긴장하는 것을 알아차렸다면, 더 힘을 줘서 그게 어떤 느낌인지 관찰해 본다.
- 한 줄로 이어진 계단을 오르내린다. 목, 어깨, 허리에서 무엇이 느껴지는가? 어떤 증상인지 잘 모르겠다면 그곳에 손을 얹고 계단을 편안하게 오른다. 이것은 그 부위에서 어떤 증상이 있는지 알아보는 데 도움이 될 것이다. 힘을 더 주면 자신의 습관이 무엇인지 느낄 수 있다.
- 높은 선반에 있는 것을 내리기 위해 발가락으로 서 본다. 허리가 휘는가? 어깨가 긴장된 채 귀 쪽으로 올라가는가? 숨을 참고 있는가? 이 행동을 30초 이상 하면서 관찰해 본다.

온전한 자기로 존재하기 _ 연습 30

이것은 믿을 수 없을 정도로 쉬운 연습이다. 그저 몇 분간 누워서 놓아주기를 한다. 뭐가 대수인가? 많은 사람들에게 온전한 자기 자신이 되도록 허용하는 것은 매우 중요하다. 온갖 종류의 이유로, 때로는 무의식적으로, 사람들은 자신을 특정 방식으로 세상에 표현할 필요가 있다고 느낀다. 특정한 생각과 아이디어 및 감정을 가질 필요를 느끼고, 특정한 스타일의 옷을 입고, 특정한 방식으로 말하고, 특정한 방식으로 몸을 가만히 있거나 움직여야 한다고 느낀다. 짧은 시간 동안 그런 모든 것을 무시하고 자신의 고요한 중심과 다시 이어지게 할 것을 제안한다. 과거에 '되어야만 해'라고 생각했을지 모를 자신이 아닌, 온전한 내면의 고요한 목소리를 듣기 바란다. 어떤 감정들이 일어난다 해도 놀

라지 않는다. 자신은 안전한 곳에 있고 감정이 생겨도 괜찮다고 스스로
에게 상기시킨다.

- 의자에 조용히 앉거나 세미수파인 자세(40쪽 참조)를 취한다.
- 호흡을 의식한다.
- 호흡을 편안하게 한다.
- '위스퍼 하~'를 몇 차례 한다.
- 자신을 지금 이 순간에 있게 한다. 며칠 전 일들이나 다가올 일들을 지나치게 생각하지 않는지 알아본다.
- 몸과 호흡을 의식한다.
- 마음속에서 생각이 떠오르면 지나가게 내버려 둔다. 그리고 다시 차분하게 자기에게 주의를 둔다.
- 자기에게 주의를 두고 존재하는 것을 몇 분 동안 즐길 수 있는지 알아본다. 그리고 '활동 속에서 존재하는 것'이 아닌 그저 존재 자체로 즐길 수 있는지 알아본다.
- 디렉션을 준다.
- 고요하게 있는다.
- 편안하게 호흡한다.

신체적 전환 _ 연습 31

긴장과 스트레스가 처리되지 않으면 그것은 몸과 마음의 어딘가로
가게 된다. 긴장과 스트레스가 성공적으로 처리된다면 신체적 긴장 구
축(body armoring)이라 불리는 경련이나 결절이 근육에 남지 않을 것이
다. 일단 간단한 개념에 대해 생각하기 시작하면 항상 자신이 붙잡고
있는 긴장과 스트레스를 알아차리기 시작하게 될 것이다. 자신을 알아

차릴 때 가능한 릴리즈하고, 오래되고 부정적인 습관으로 가지 않는다고 상기시키면서 홈 베이스로 돌아올 수 있다.(여기서 홈 베이스란 온전한 자기, 즉 습관이 자제된 본연의 몸을 뜻한다. -역주) 생각·느낌·몸의 긴장을 아는 것이 해야 할 전부다.

- 종이를 탁자 위에 펼치고 연필 한 자루를 준비한다.
- 편안하게 앉아 몸과 호흡을 릴리즈함으로써 자신을 준비한다. 디렉션을 준다.
- 빈 종이를 본다.
- 이제 자기 몸의 윤곽을 생각한다.
- 자신이 경험한 자기 몸의 윤곽선을 그린다. 완전히 똑같을 필요는 없다. 자신이 느끼는 것을 표현한다.
- 잠시 멈추고 통증이나 긴장, 제약이 느껴지는 곳을 생각한다.
- 이런 것들을 몸 안에 그려 넣는다. 느끼는 대로 그린다.
- 몸이 어떻게 보이는지 살펴본다. 긴장과 통증이 어디로 모이는지를 본다. 한쪽으로 몰려 있는가? 아니면 몸의 한 부위에 모여 있는가? 이것은 자신의 몸을 어떻게 느끼게 하는가? 피로한가, 굳은 느낌인가, 무거운가?
- 이제 더 가볍고 편안하고 자유로운 이상적인 자신을 그린다. 통증과 제약이 더 적다.
- 어떤 모습인가? 어떤 느낌을 주는가?
- 자신에 대한 감각을 더 자주 가져 보는 것은 어떨 것 같은가?

이 연습에서 가장 중요한 은유는 단순함이다. 이것은 자신도 모르게 몸에 생기는 모든 긴장을 풀도록 도울 것이다. 자신을 텅 비운다는 생각이 자신이 잡고 있던 것들을 몸에서 배출하도록 도울 것이다. 자신을 통과한다는 이 생각은 분노, 고통, 후회, 격노, 비통 등과 같은 공연에서 겪는 격한 감정을 준비할 수 있도록 도와준다. 이런 감정들은 우리가 일상에서 피하고 싶은 불편한 감정들이지만, 연극이나 영화의 가장 중요한 순간에 자주 나온다. 격렬한 공연 후에, 이 연습이 자신을 서서히 릴리즈해 주고, 강렬한 감정들을 놓아줄 수 있도록 도와줄 것이다.

- 책 한 권을 머리 밑에 두고 바닥에 눕는다.
- 의자나 받침대 같은 데에 다리를 올려 받친다.
- 손은 갈비뼈 아래쪽에 올려 둔다.
- 몸을 바닥에 내려놓지만 누르지는 않는다.
- 디렉션을 준다
- 호흡이 자유롭도록 두고, 안과 밖으로 편안하게 흐르게 한다.
- 마음과 감정을 고요하고 평온하도록 허용한다.
- 몸을 편안하게 내버려 둔다.
- 몸이 공기로 가득 차 있다고 생각한다.
- 몸의 가벼움을 느낀다.
- 튜브나 피리처럼 텅 비어 있는 몸을 시각화해 본다.
- 공기가 머리부터 발끝까지 통과한다고 생각한다.
- 이제 머리부터 발끝까지 이동하는 한 가지 색깔을 시각화해 본다.
- 원한다면 뜨거움, 차가움, 따끔거림, 부드러움 등 원하는 모든 감각이 자신 안에서 이동할 수 있다고 상상한다.

- '중립'으로 돌아온다. 평온하고 고요한 중심으로.
- 낮게 천천히 호흡한다.

반(反)완벽주의 _ 연습 33

　이 연습은 내게 너무 소중하다. 완벽주의를 고친 사람으로서 나는 그 문제점을 잘 안다. 완벽주의는 어린 나이에 형성된다. 특히, 학교에서는 이런 행동들이 종종 보상을 받는다. 완벽주의자들은 대부분 열심히 하는 사람들이고, 올바르고, 스스로 동기를 부여하며, 끈기가 있다. 그러나 정도가 지나치면 때로는 프로젝트를 시작조차 할 수 없는 경우가 있다. 왜냐하면 모든 세부 사항을 '올바르게' 만드는 데 너무 많은 신경을 쓰기 때문이다.

　'완벽'이란 개념은 사실상 존재하지 않는 허구다. 완벽주의라는 짐을 어깨 위에서 내려놓는 것은 놀라우리만큼 해방감을 줄 것이다. 이는 하나의 과정이며 서서히 일어난다. 그것은 오래된 존재 방식이기 때문이다. 그러나 '올바르게 하려는' 경향이 사라지고 '창조적인 미지의 탐험'으로 이어질 때, 연기는 훨씬 더 자연스럽고 창의적일 수 있다. 실수를 받아들일 수 있다면 예기치 않은 방식으로 연기의 지평을 열어 줄 것이다.

- 몸 · 마음 일기를 꺼낸다.
- 자신에게 완벽주의 경향이 있다고 혹은 없다고 느끼는지 적는다.
- 완벽주의 경향을 정신적 · 신체적 · 감정적 목록으로 작성한다.
- 자신이 완벽주의자라고 느끼지 않는다면 아는 배우들 중에 그럴 것

같은 사람을 선택한다. 그 배우에 대해 적는다.(그 사실을 그 배우에게 말하지 않는다. 그 배우가 불쾌해할 수 있다.)

- 작성된 목록에 대해 생각해 본다. 이런 습관들의 부정적인 결론이 무엇이라고 느끼는가?
- 완벽주의가 어떻게 몸 · 마음 · 감정에 영향을 끼칠 수 있는지 적어 본다.
- 일부 지나치게 세심한 태도들을 어떻게 유연하게 할 수 있는지 목록을 작성한다.
- 완벽주의자가 아닐 때 어떤 이점들이 있는지 열거해 본다.
- 연기에 도움이 될 수 있는 한두 개의 세심한 습관이 있는가? 어떤 것들인가? 언제 어떻게 시작할 수 있는가?
- 지나치게 주의 깊거나 완벽주의자가 아닐 것 같은 배우나 세간의 주목을 받는 사람들의 목록을 작성한다. 왜 그렇게 생각했는가? 그들과 관객들에게 어떤 이점이 있는가?

5장

몸·마음의 변화

때로는 삶이 별개의 여러 부분으로 나뉘어져 있다고 여기는 것처럼, 실제의 삶과 연기 사이에도 거리를 두려는 시도를 하곤 한다. 하지만 최대한 자연스러운 연기를 하기 위해 실제의 삶을 연기에 반영하고자 하며, 연기적 관심과 예리함을 실제 삶에 가져오고자 할 것이다. 예술과 삶은 떨어져 있지 않으며, 서로를 도와주고 성장하도록 격려한다.

다음과 같은 것들을 해본 적이 있는가? 일상에서 거리를 걸으며 눈길을 끄는 어떤 사람을 본다. 그리고 그 사람의 걸음걸이나 모자, 가방을 매는 방식 등 세부 사항을 관찰하고 머릿속에 메모한다. 왜냐하면 캐릭터를 위해 '사용'할 수 있기 때문이다. 아직 맡게 될 역할이 어떤 캐릭터인지 모르기 때문에 여러 가지 정보들을 마음속에 저장해 놓는다. 이러한 본능적인 '배우의 경험'은 어떻게든 인간과 심리 작용 그리고 인간의 행동에 대해 가르쳐 준다. 이 모든 과정은 몇 분밖에 걸리지 않는다. 일상적인 활동을 할 때 거의 생각하지 않고 이런 종류의 연기 작업을 수행한다.

하루 종일 일을 하는 동안에도 정신적·신체적 연습을 할 수 있다. 알렉산더 테크닉의 디렉션을 생각하는 것은 SNS를 확인하는 것보다 간단하다. 어디서든 몇 분의 시간만 있다면 하루에도 몇 번씩 자신의 몸,

호흡, 목소리, 정서적인 삶에 대해 연습할 수 있다. 언제 어디서든 할 수 있는 이러한 연습은 순간순간 매우 유용할 것이다. 연기 생활에 매우 귀중한 자기 개선 프로그램이며, 미래의 사용을 위해 자신의 경험을 신중하게 저장하여 독창적이고 실제적인 공연을 만들 수 있도록 도와준다.

일상에서 자기 사용을 바꾸는 것은 가능하다. 물론 커피 잔을 어떻게 잡는지, 바닥에서 무언가를 집어 올리기 위해 허리를 어떻게 굽히는지, 혹은 아침에 옷을 갈아입을 때 몸을 어떻게 사용하는지를 생각하는 일에 사로잡혀 있으라는 말은 아니다. 물론 충분히 그럴 수도 있는 일들이다. 하지만 궁극적으로 자기를 의식하는 것을 향상시켜야 하며 이는 자의식에 빠지는 상태와는 매우 다르다. 자의식은 실수하는 것을 두려워하고 부끄러움을 느끼는 것을 말한다. 자기를 의식하는 것은 그 반대다. 자기를 의식하는 최상의 상태는 상황의 흐름 속에서 균형을 이루고 있음을 의미하며, 몸ㆍ감정ㆍ생각을 있는 그대로 인식하는 것이다. 어떤 것에도 사로잡히지 않는다. 이러한 개선된 자기 사용을 연기 작업에 적용하는 것 또한 가능하다.

잘 조율된 악기처럼 자신을 사용하기

자신을 값비싼 바이올린이라고 생각해 보자. 해야 할 일은 활이 닿았을 때 그저 반응하는 것뿐이다. 이러한 작용은 휴대 전화나 태블릿 화면에 손가락이 닿아 기기가 사용자의 명령에 반응할 때도 일어난다. 자신이 충동을 가지고 움직이면 악기가 반응한다. 알렉산더 테크닉도 이와 같은 방식이다. 알렉산더 테크닉의 디렉션(충동[자극])을 생각할 때 우리는 몸이 미묘하고 효과적으로 응답(반응)하기를 바란다. 우리 몸은 이런 식으로 일하도록 디자인되었고, 연극적인 시도와 마찬가지로 자신의 충동과 반응은 연습을 통해 더 쉽고 더 나아질 것이다. 알렉산더 테크닉의 디렉션을 주게 되면 강요할 필요 없이 근육과 신경계가 더 많이 반응할 것이다. 자신의 생각은 스스로를 안내하기에 충분하다.

자신에게 원하는 것을 제안하기 전에 모든 면에서 중요한 과정인 포이즈(poise) 또는 순간 정지(suspension)가 있다. 이 과정은 아무리 강조해도 부족할 정도로 매우 중요하다. 잠시 멈추는 이 과정이 없다면 깊게 밴 습관으로 다시 돌아갈 것이다. 의식적으로 잠시 멈춤으로써 새로운 것을 해볼 기회를 얻는다. 이것은 반복이 필요하다. 습관은 너무도 강력하여 매 순간 튀어 나오려 하기 때문이다.

습관을 마치 슬리퍼를 물어뜯으려고 열광적으로 달려드는 개라고 생각해 보자. 개(자신의 습관)에게 침착하지만 분명하게 "안 돼"라고 말하고, 원하는 것(예를 들면, "슬리퍼를 뜯으면 안 돼")을 지시하는 것이 가장 좋은 방법이다. 몸 역시 마찬가지다. 만일 목이 긴장되어 있는 것을 알아차린다면 스스로에게 부드럽게 말할 수 있다. "아니, 나는 긴장하고 싶지 않아. 그보다 나는 목의 근육들을 릴리즈하고 싶어." 그리고는 그 메시지가 자신의 두뇌에서 근육 시스템으로 이동한다는 것을 믿는 것이다. 이는 마치 이메일을 보내는 과정과 비슷하다. 자신에게 메시지를 보내고, 그 메시지는 자신에게 전송된다. 그러나 이러한 생각에 사로잡혀 있을 필요는 없다. 그것에 사로잡힐 경우 경직되게 할 뿐이다.

낙관주의

나는 연기와 일상생활 양쪽 모두 실용주의적 낙관주의자다. 실용주의란 작업을 하고 자신의 경험에 의해 이론을 발전시키는 것을 의미한다. 알렉산더는 실용주의자였다. 그의 유명한 학생인, 교육자이자 철학자인 존 듀이도 마찬가지였다. 실용주의는 1870년대의 미국에서 그 발견 과정을 추적할 수 있다. 철학자 윌리엄 제임스(William James, 1842-1910: 미국의 심리학자이자 철학자. 실용주의의 창시자이며, 심리학의 개념인 의식의 흐름[Stream of consciousness]이라는 용어를 처음 사용하였다.)와 찰스 샌더스 퍼스(Charles Sanders Peirce, 1839-1914: 논리학자, 철학자. 실용주의의 아버지, 기호학의 창시자, 미국의 아리스토텔레스라 불린다.)는《우리의 아이디어를 명확히 하는 방법(How to Make Our Ideas Clear)》이라는 책을 썼다. 낙관주의에 대한 나의 생각은 우리가 "모든 것이 가능한 최고의 세상"(《캉디드(Candide)》[1759년에 출간된 볼테르의 철학소설. 순박한 청년 캉디드를 통해 당시의 정치, 철학, 종교 등을 신랄하게 풍자]에서 인용.)에 있다고 믿는 것이 아니라, 오히려 '우리가 가진 것들을 최고로 만드는 것이 가능한 것'이라고 생각한다. 우리가 세상에 미치는 영향력은 제한적이지만, 자신의 기능에 미치는 영향력은 엄청날 수 있다.

심리학자 그룹이 작성한 낙관론과 비관론에 관한 기사에서 다음 인용문은 이러한 나의 생각을 뒷받침해 준다. "낙관주의자들은 문제에 정면으로 맞서며 적극적이고 건설적인 조치를 취해 문제를 해결하고자 한다. 반면 비관론자들은 자신의 목표를 달성하기 위한 노력을 포기하려는 경향이 있다." 이러한 낙관주의적 사고방식은 내가 알렉산더 테크닉을 가르칠 때와 연기할 때 큰 도움이 된다.

나는 배우, 댄서, 가수 및 대중 연설가 들에게 레슨을 한다. 그 외에도 목과 허리 통증, 근육 긴장 이상증(심각한 근육 경련을 일으키는 운동 장애) 및 파킨슨병으로 고통받는 사람들에게도 레슨을 한다. 때때로 아주 심각한 증상들과 매일 싸워야 하는 사람들도 보게 된다. 그러나 이런 사람들을 상대할 때에도 나는 항상 "지금 바로 여기에서, 당신과 내가 당신을 나아지게 할 수 있을지 한번 봅시다"와 같은 태도를 취한다. 엄청나게 극심한 통증이 있는 경우에도 적어도 조금 더 나아지기 위해 할 수 있는 일이 있다. 나는 이것을 2퍼센트의 규칙이라 부른다. 대개 적어도 2%는 나아지게 할 수 있다. 그런 다음 그 2%의 변화를 바탕으로 2%를 더 얻으려고 노력한다. 그러면 짧은 시간 안에 스스로 알아차리기도 전에 10% 향상하게 된다. 이것은 상당히 중요하다. 알렉산더 테크닉을 훈련하기 위해 낙관주의자가 될 필요는 없지만, 때로는 무언가 더 나아지게 할 수 있고 더 나아지기도 한다는 것을 스스로에게 상기시켜 주는 것이 좋다. 때때로 상당히 많이 개선된다.

내 친구가 서른 살이 되었을 때 이런 말을 했다. "이것 봐, 내 몸이 예전 같지 않아." 그는 인생의 내리막으로 천천히 내려가고 있음을 느끼고 있었다. 나는 이렇게 말했다. "그런 것을 느끼기엔 조금 이르다고 생각하지 않나? 오래 전 좋았던 시절이라고 얘기하기엔 아직 너무 어리잖아?" 나이가 몇이든 그 순간에 적극적으로 존재하고, 앞으로 일어날 일들에 흥미를 가지며, 과거에 갇혀 얽매여 있지 않는 것이, 사람들을 상쾌하고 활기찬 삶으로 인도한다고 나는 굳게 믿는다. 내가 알고 있는 가장 젊다고 생각하는 사람들 중 몇몇은 80대 또는 90대다. 그 이유는 관습적이지 않고 낙관적인 삶의 태도 때문이다. 우리는 모두 그들에게서 무언가를 배울 수 있다. 특히 그 나이의 누군가가 우리보다도 더 자유로운 생각을 가지고 있다면 말이다.

그들은 자신만의 삶의 과정을 계획한다. 그들은 삶에서 분명한 선택을 해왔다. 그들 중 일부는 80대에 알렉산더 테크닉을 공부하기로 결정했다. 그들은 인생에서 배움을 멈춘다는 생각을 받아들이지 않는다. 그들은 평생 학습이라는 개념을 가지고 전념하며, 자신이 정신적 · 신체적 건강에 책임을 질 수 있다는 전체론적인 사고를 따른다. 자신만이 자신의 삶을 담당하고 무언가를 하라고 아무도 자신을 압박하지 않는다는 진실을 발견하게 될 때 진정으로 자유로워질 수 있다.

자신의 선택에 책임지기

엘리너 루스벨트(Eleanor roosevelt, 1884-1962: 미국 제32대 대통령인 프랭클린 D. 루스벨트의 부인. 사회운동가이자 정치가로 여성 · 인권 문제 등 폭넓은 분야에서 활약하였다.)는 이렇게 말했다. "결국에는 우리가 우리의 삶을 구체화하고 우리 스스로를 구체화한다. 우리가 죽을 때까지 그 과정은 끝나지 않으며, 선택의 책임은 궁극적으로 우리 자신에게 있다."

이 인용문은 배우에게 굉장히 적절하다. 결국 배우라는 직업은 자신이 선택한 것이다. 이것은 자신이 원하는 일이다. 자신은 작은 기업이고 일은 자신에게 오는 보상이다. 이 말을 기억하기 바란다. 이 접근법을 적용한다면 보다 쉽게 평정을 유지하는 데 도움이 될 것이다. 그리고 자신이 원할 때 언제든지 방향을 바꿀 수 있다는 것을 기억하는 것이 중요하다. 만약 다른 방향으로 가고 싶다면 갈 수 있다. 자신의 삶을 책임지고 있는 것은 자기 자신이다.

아무리 힘든 일이나 직업적인 어려움을 겪을지라도 두려움이나 걱정으로 절망에 빠지는 것은 도움이 되지 않는다. 따뜻한 마음과 차가운 머리를 유지하는 것은 어떤 곤란한 상황 속에서도 도움이 된다. 최악의 순간이나 곤경 속에서도 두 발을 내딛고 현실을 직시할 때 무슨 일이든 성공하게 된다.

알렉산더 테크닉의 원리들은 외부의 힘에 의해 좌지우지 끌려다니는 삶이 아닌, 건설적인 자기 자신으로 존재하는 것에 실질적인 도움을 준다. 그것은 분명 태풍의 고요한 중심이 될 수 있게 한다. 그리고 그것은 공연 예술가의 삶이기도 하다. 주위가 바쁘게 돌아가도 자신에게 필요하다면 견고하게 서 있을 수도, 바람을 타고 흔들릴 수도 있다. 내면의 균형이 잘 잡혀 있다면 무엇을 해야 할지 알게 될 것이다. 자신은 최선을 다할 것이고, 그리고 자신이 누구인지, 공연 예술의 삶 한가운데서 자신만의 진로를 조정하게 될 것이다.

파트 1: 매일의 움직임

일상생활 속에서 의식하기 _ 연습 34

이것은 이 책에서 가장 핵심적인 훈련이다. 이 연습은 계속 반복하고 반복해야 한다. 우리는 모두 습관의 산물이며, 습관은 하루에 수도 없이 우리를 막아선다. 그렇기 때문에 습관이 진행되는 과정을 아는 것은 그로 인한 긴장을 상쇄시킬 수 있어 유익하다. 이 연습은 판단하지 않음(non-judgement)이다.(판단하지 않음이란 일상 속에서 모든 것을 판단하지 말라는 의미가 아니라, 습관을 재조정할 때 자신이 지금껏 옳다고 내렸던 판단을 믿지 말고 자제하라는 것이다. -역주) 자신을 판단하고, 행동 방식을 곧장 바꾸라고 책망하지 않는다. 오히려 나는 상반된 접근법을 제안한다. 자신에게 도움이 되지 않는 무언가를 한다고 알아차렸을 때, "당장 그걸 그만둬!"라고 말하기보다 "흥미롭지 않은가? 내가 여기서 하고 있는 것을 보자. 내가 어떤 이유로 이런 행동을 했지? 변화를 가져오기 위해 내가 어떻게 할 수 있을까"라고 말해 본다. 나는 이것을 부드럽고 평화로운 과학적인 접근이라 부른다. 이것을 시도해 보고 어떻게 작용하는지 보도록 하자.

- 무슨 일을 하고 있었건 도중에 자신을 의식해 본다.
- 아무것도 바꾸지 말고 단지 관찰한다.
- 스스로에게 질문한다. 몸에서 무슨 일이 일어나고 있는가? 지금 어떤 자세를 취하고 있는가? 목과 머리에서 어떤 일이 일어나는가? 목이 뻣뻣하거나 단단하게 조이고 있는가? 앞으로 밀거나 당기고 있는가? 머리를 뒤로 젖히고 있는가, 아래로 목을 누르고 있는가?
- 어깨가 올라가 있는가, 앞으로 움츠려 있는가? 몸통이 앞으로 굽어 있는가, 지나치게 수축되어 있는가? 다리, 팔, 손에서 무슨 일이 일어나고 있는가?
- 호흡을 관찰해 본다. 숨을 참고 있는가, 호흡이 너무 얕은가?
- 이 순간, 몸 전체를 어떻게 묘사할 수 있는가?
- 종종 이런 방식으로 자신을 알아차리는가?
- 잠깐 포즈(pause)하고, 하고 있는 것을 어떻게 바꿀 수 있는지 스스로 의식해 본다.
- 릴리즈하기 위하여 디렉션을 준다.
- 자신을 주저앉히거나 아래로 끌어내리는 것을 허용하기보다 위와 밖으로 향한다고 생각한다.
- 하고 있던 일을 계속해 본다.

컴퓨터 앞에 앉았을 때 _ 연습 35

의심의 여지없이 몇 시간을 컴퓨터 앞에 앉아 있는 것은(또는 컴퓨터를 할 때 등이 굽는 것) 현대 생활에서 가장 어려운 과제 중의 하나다. 하지만 우리가 컴퓨터의 주인이 되어야 하지 않을까? 최근의 시사만화는 유인 원의 모습에서 서서 보행하는 사람까지의 진화를 보여 주고, 태블릿 컴퓨터 앞에 앉은 인간이 다시 유인원의 자세로 점진적으로 퇴보하는 모습을 보여 준다.

컴퓨터 앞에서 몸을 구부리는 요소는 여러 가지가 있다. 의자, 컴퓨터의 높이, 책상이나 테이블 위에 컴퓨터가 설치된 방식, 작업면의 높이, 조명, 마지막으로 가장 중요한 것은 이 작업 환경에서 어떻게 자신을 사용하느냐다. 컴퓨터 화면이 마치 우리를 끌어당기는 것처럼 보인다. 우리는 보고 있는 것과 타이핑하고 있는 것에 더 가까워지려고 한다. 목은 앞으로 튀어나오고 머리는 뒤로 젖혀진다. 가끔 눈을 가늘게 뜨기도 한다. 여기서는 안경과 그것이 문제가 되는 요소에 대해서는 언급하지 않을 예정이다.

어렵지만 모두 해결할 수 있는 문제들이다. 자신이 더 나은 능력을 발휘할 수 있도록 일하는 환경을 향상시킬 수 있다. 다음의 중요한 목표들을 명심한다. 컴퓨터 앞에서 일할 때 몸 전체가 부드럽게 길어지도록 허용하는 것, 화면을 보기 위해 앞으로 나아갈 필요가 있다면 허리를 꺾기보다는 고관절에서부터 머리끝까지 함께 기울인다. 타이핑할 때 손목과 팔뚝에 힘을 주는지 확인하고, 호흡의 흐름이 유지되는지 확인한다. 최대한 자주 휴식을 취한다. 아주 잠시라도 좋으니, 할 수 있다면 30분에 한 번씩은 일어나 스트레칭을 하도록 한다.

- 평소대로 컴퓨터 앞에 앉아 일해 본다.
- 몸을 어떻게 사용하고 있는지 주의를 기울인다.
- 컴퓨터를 향해 몸을 끌어당기는가?
- 타이핑을 할 때 어깨, 팔, 손에서 무슨 일이 일어나는가?
- 일할 때 몸의 위치는 어떠한가?
- 머리와 목에서는 무슨 일이 일어나는가?
- 호흡은 어떠한가?
- 여러 화면을 보면서 일할 때 또는 이메일, SNS, 문서, 문자 메시지 등을 오가며 일할 때의 모습을 지켜본다.
- 컴퓨터 앞에서 일하는 방식을 바꾸고 싶다는 생각을 하면서 타이핑을 계속한다.
- 디렉션을 준다. 편안하고 자유로운 호흡을 유지한다.

문자 메시지 및 태블릿 작업을 할 때 _ 연습 36

휴대 전화와 태블릿의 장점이 자세 면에서는 그렇지 않다. 그것들의 작은 사이즈는 놀랍도록 뛰어난 휴대성을 가졌지만, 사용자들은 타이핑을 할 때 몸을 구부리며 사용한다. 특히 문자 메시지를 보낼 때는 더욱 그렇다. 사람들은 그들의 메시지에 집중하느라 무의식적으로 작은 화면에 가까워진다. 때때로 생기는 오타는 사람들을 더 긴장하게 한다. 태블릿은 크기가 크고 터치 감도가 높아 사용하기는 수월하지만, 그 크기 때문에 움직이며 사용할 때 균형을 유지하는 것이 어렵다. 태블릿을 사용하는 자세를 바꾸는 가장 단순하고 효과적인 방법 중의 하나는 기기의 위치를 바꾸는 것이다. 즉 기기를 높이 들어 올려 몸통이 위로 길어지는 것을 기억하고, 기기로부터 편안한 거리를 유지한다. 기기를 향한 '앞과 아래'로의 방향성과 반대로 '뒤와 위'로 향하는 방향성을 기억하는 것이 도움이 된다.

- 문자할 때, 자신의 몸이 어떤지 의식해 본다.
- 잡고 있는 기기의 높이는 어느 정도인가? 그것이 보기 편한 방법인가?
- 문자할 때 손과 팔은 어떠한가?
- 이 행동을 할 때 호흡은 어떠한가?
- 걸으면서 동시에 문자하는가? 그것이 자신에게 어떻게 작용하는가?
- 문자할 때 몸통은 어디에 있는가?
- 어깨를 압박하고 있지 않은가?
- 목과 머리가 기기 쪽으로 당겨져 내려가 있지 않은가?
- 그렇게 되지 않도록 높게 잡을 수 있는가?
- 문자를 하면서 디렉션을 주고, 호흡을 편안하게 한다.

전화할 때 _ 연습 37

휴대 전화로 대부분의 시간을 보내고 있다고 가정해 보자. 유선 전화를 사용하는 경우에도 문제는 있다. 대부분 다른 일을 하면서 전화기를 어깨와 목 사이에 끼고 있는 것이 가장 큰 문제다. 휴대 전화는 차후 문제가 될 수도 있다. 상식적인 해결책은 오랫동안 전화를 사용할 경우 이어폰이나 스피커폰을 사용하는 것이다. 통화를 하면서 '위로 향한다'고 지시하여 스스로 길어진다고 생각하는 것이 좋다. 시간이 지날수록 전화기 쪽으로 몸이 무너져 내리는 경향은 줄어들 것이다. 머리를 전화기 쪽으로 가게 하기보다 전화기를 머리 가까이로 가져온다.

- 전화를 하는 동안 자신을 '의식한다'.
- 이어폰이나 스피커폰을 사용하는가?
- 휴대 전화를 사용할 때 몸의 사용은 어떠한가? 몸은 그것에 어떻게 적응하는가?
- 걸어 다니면서 통화하는 일이 자주 있는가? 그것이 자신에게 어떻게 작용하는가?
- SNS 또는 컴퓨터를 사용하면서 통화하는가? 그때 몸을 어떻게 사용하는가?
- 운전할 때 휴대 전화로 통화하는가? 그때 몸은 어떠한가?
- 전화기 쪽으로 몸을 가게 하는 경향이 있는가? 특히 전화가 잘 안 들리거나 통화가 끊어졌을 때는 어떠한가?
- 디렉션을 주고, 위를 향하는 에너지가 자신을 통해 흐르는 것을 허용할 때 어떤 일이 일어나는지 본다. 어떤 영향을 미치는가?
- 통화를 할 때마다 어깨와 가슴을 넓게 펴고 유지할 수 있는가?
- 호흡을 편안하게 유지할 수 있는가?

걷기 _ 연습 38

걷기는 가장 기본적이고 중요한 움직임 중의 하나지만 종종 너무 당연한 것으로 여긴다. 사람들은 "그냥 걷는 거지"라고 말한다. 직립보행은 다른 포유류로부터 인간을 구분해 주는 것이고, 그것은 거의 기적과도 같은 동작이다. 정교한 일련의 미세하고 복합한 작은 움직임들은 하나의 연속적이고 흐르는 운동성(자연스럽고 활동적으로 움직일 수 있는 능력)을 가지고 있다. 걷기, 글씨 쓰기, 그리고 목소리는 자신의 것이라 느끼기 때문에 이 세 가지는 변화시키기가 가장 어렵다. '자신이 누구인지'에 대한 감각은 자신이 어떻게 걷고, 쓰고, 말하는지와 매우 밀접하다. 이 때문에 오래된 걸음걸이를 바꾸려면 기술이 필요하다. 처음에는 낯설게 느껴질 수 있으며, 오랜 시간 해오던 걸음걸이의 어떤 측면들을 그리워할 수 있다. 심지어 그것이 긴장일지라도 말이다! 약간의 긴장감을 가지고 움직이는 것을 몸은 '안정감'으로 느낄 수 있다. 하지만 움직이는 몸에게 최적의 안정은 균형이라는 것을 곧 알게 될 것이다. 그리고 자신과 관객 모두를 위해 역할을 표현하는 가장 효과적인 방법 중의 하나는 역할의 걸음걸이를 찾는 것이다.

- 길거리나 집에서 걷고 있을 때 어떻게 걷는지 '의식해 본다'.
- 머리와 목의 균형을 관찰한다. 걸을 때 목을 앞으로 내밀거나 머리를 뒤와 아래로 젖히는 경향이 있는가?
- 어깨와 몸통을 관찰해 본다.
- 걸을 때 팔을 자연스럽게 흔드는가? 만약 가방이나 배낭을 휴대하고 있다면 몸은 이것을 어떻게 수용하는가?
- 다리에 무슨 일이 일어나는가? 뒤꿈치부터 시작해 발바닥 전체로 디디는가, 아니면 평평하게 디디는가? 팔자걸음인가, 안짱걸음인가?
- 걸을 때 발이 바닥을 끌면서 걷는가 또는 무겁게 디디는가? 한쪽 발을 다른 쪽 발보다 더 무겁게 디디는가?
- 걷기에 대해 전반적으로 어떻게 묘사할 수 있는가? 무거움, 가벼움, 부드러움, 고르지 않음, 비틀거림, 효율적인가, 비효율적인가?
- 걷는 동안 몸의 에너지가 땅 아래로 향하는가? 아니면 하늘 위로 향하는가?
- 더욱 편안하게 움직이도록 하기 위해 걸으면서 디렉션을 준다.
- 호흡의 흐름을 유지한다.
- 걸을 때 어깨와 엉덩이가 부드럽게 움직이도록 허용한다. 이것은 등쪽을 마사지하는 효과를 준다.

의자에 앉고 일어서기 _ 연습 39

서 있는 것과 앉아 있는 것, 어느 것이 더 쉬울까? 이것은 단순해 보이지만 사실 단순하지 않다. 의자에 앉고 서는 데는 일련의 복잡하고 상호 연관된 몸 전체의 움직임이 필요하다. 나이가 많거나 신체적 문제를 가진 사람을 관찰해 보자. 이들이 동작을 수행하는 데 따르는 어려움에 주목한다. 그리고 고려해야 할 동작의 궤도(각도), 의자의 높이와 형태, 그리고 가속도를 사용하는지의 여부(거의 움직이는 속도에 의해 결정됨)가 있다. 걷는 것과 마찬가지로 앉는 것과 관련된 습관 역시 강력하다. 왜냐하면 우리는 매번 생각하지 않고 습관대로 행동하기 때문이다.

- 너무 많이 생각하지 말고 의자에서 일어난다.
- 평소와 같이 앉는다.
- 움직이는 동안 무엇을 알아차렸는가? 몇 차례 더 해본다.
- 손을 편안하게 하고 목 뒤에 댄다. 몇 차례 앉고 일어선다. 이때 목에서 무엇이 느껴지는가?
- 손을 가볍게 어깨에 얹고 몇 차례 일어섰다 앉는다. 무엇을 알아차리게 되는지 본다.
- 허리 근처의 가운데 부분에 손을 얹고 몇 차례 일어섰다 앉는다. 무엇이 관찰되는가?
- 매우 피곤하다고 상상한 후 몇 차례 앉았다 일어선다. 몸에 무슨 일이 일어나는가? 몸을 의자에 내던지게 되는가, 몸이 더 무거워졌는가?
- 컴퓨터 작업이나 TV를 볼 때처럼 의자에 앉는다. 몸통을 주저앉히거나 아래로 끌어내리는가?
- 몸에서 하향 에너지를 감지하며 의자에서 일어날 때 얼마나 많은 노력이 필요한지 확인해 본다. 이런 상황에서 몸은 무엇을 하는가?

- 의자에 다시 앉고 스스로에게 아래로 끌어내리지 않도록 요청한다. 디렉션을 준다.
- 앉아 있으면서, 허리를 꺾지 말고 고관절에서부터 머리끝까지 앞뒤로 움직여 본다. 움직이는 동안 척추는 길어지고 넓어진다.
- 양발을 의자 가까이 바닥에 둔다. 잠시 머물러 있으면서 머리가 상체를 이끌어 발끝이 나와 있는 앞쪽으로 움직이게 한다. 상체의 무게를 발로 옮기면서, 다리를 펴고 의자에서 일어난다.
- 반대로 시도해 본다. 몸통을 부드럽게 길어지게 하고 서 있는 상태에서 발목, 무릎, 고관절을 구부려 엉덩이를 대고 의자에 내려놓는다. 이것은 편안하고, 자제된 동작이다.

물건 운반하기 _ 연습 40

모든 배우에게는 가방이 있다. 리허설 때 입는 편안한 옷, 촬영에 필요한 의상, 노트북, 대본, 소도구, 음식 등 많은 물건들을 가방에 넣고 다닌다. 무거운 물건을 운반하는 것은 목과 어깨의 긴장을 유발하는 요소 중의 하나다. 특히, '짐'이 위치하는 목의 밑부분과 어깨 위가 그렇다. 이 문제에 대한 인식을 일깨우는 것은 가방을 매는 방법과 운반 방법을 바꾸는 것이다. 그것은 자신에게 맞는 가방을 찾는 데 도움이 된다. 꼭 필요하지 않은 물건은 모두 가방에서 꺼낼 것을 적극 권장한다. 만약 하루 종일 가방을 들고 돌아다닌다면 더더욱 말이다. 여러 개의 가방을 소지하는 것이 도움이 될 수 있다. 이것이 항상 몸의 똑같은 부위에 압력을 가하는 것을 예방한다. 가장 중요한 것은 중력에 대항하는 것이 아닌 중력을 이용하는 것이다. 언제나 중력이 이기기 때문이다. 아래쪽을 향하는 가방의 압력에 대한 반작용으로 몸 전체가 위로 향한다고 생각하는 것이 척추를 보호해 준다. 이것은 마치 고무 밴드처럼 두 방향으로 부드럽게 늘어나는 것이다. 몸통이 위로 길어지고, 다리는 아래로 길어진다.

- 가방, 배낭 또는 무거운 가방을 들고 관찰한다.
- 가방의 무게를 의식해 본다.
- 가방을 어느 쪽에 들고 다니는가? 가방을 한쪽 어깨에서 다른 쪽 어깨로 바꿔 멜 수 있는가? 가방끈을 한쪽 어깨에 메고 대각선으로 걸쳐 메는 편인가?
- 가방과 그 무게에 몸이 어떻게 반응하는가? 몸을 가방 쪽으로 가게 하는가, 멀리 떨어뜨리는가?
- 배낭을 메고 있을 때 균형을 잡기 위해 등을 앞으로 구부리는 경향이 있는가? 어깨를 앞으로 움츠리는가? 목은 어떠한가?
- 캐리어를 끌 때 손잡이를 충분히 길게 하는가? 가방을 끌 때 몸을 기울이는가?
- 꽤 무거운 물건(예를 들면 아기나 식료품)을 앞으로 들 때, 할 수 있는 한 몸의 중심에 가깝게 하여 들도록 한다.
- 무엇을 들던지 짐의 무게에서 오는 아래로 향하는 압력이 있다. 몸이 밑으로 향하게 허용하기보다 가방의 무게를 감각해 본다. 또한 긍정적인 반작용으로 몸이 위로 릴리즈되는 것을 알아차려 본다.
- 몸 앞으로 무언가를 들 때 무슨 일이 일어나는지 알아차린다. 특히 무거울 때. 등 위쪽은 구부러지고, 등 아래쪽은 아치형이 되는가? 이 두 가지를 없애려 하기보다 가방 무게에 대한 반작용이 균형을 이룰 수 있도록, 몸 전체가 발목에서부터 약간 뒤로 기울어지는 것을 허용한다고 생각한다. 이것은 몸을 부분이 아닌 하나의 전체로 서 있게 하는 방법이다.
- 디렉션을 준다.
- 가방에서 내리누르는 무게가 있을지라도 몸이 길어지도록 허용한다.

앞으로 구부릴 때 많은 사람들이 목과 어깨를 앞으로 떨어뜨리고 구부린다. 이것은 몸에 효율적이지 않다. 팔을 크게 뻗거나 들어 올리는 동작이 많은 운동선수들(테니스·야구·골프 선수 등)은 더 나은 방법으로 구부린다. 그것은 **역학적으로 유리한 자세**라 불린다. 무릎은 구부리고 몸은 길어지고 넓어진 상태에서, 고관절에서부터 머리끝까지 앞을 향해 기울인다. 이 자세는 많은 상황에서 사용할 수 있다. 특히 무거운 물건을 들어 올리거나 움직일 때 사용할 수 있다.(역학적으로 유리한 자세란 인체 구조의 설계에 알맞은 최대로 효율적인 자세[움직임]를 의미한다. 두 다리로 안정된 접지를 하고 고관절에서부터 머리까지 하나의 단위처럼 의식하고 자연스럽게 사용하는 방식이다. -역주)

고관절을 찾기 위해서는 먼저 편안하게 선 채 체중을 왼쪽 다리로 옮긴다. 오른쪽 무릎을 앞으로 구부리면서 오른쪽 발을 바닥에서 들어 올려 무릎을 90도로 구부린다. 다리와 몸통이 만나는 지점에 손을 대 본다. 그곳이 고관절이다. 해부학 웹사이트를 통해 확인할 수도 있다. 고관절은 구부리도록 설계되었다.

역학적으로 유리한 자세에 있을 때 몸은 매우 강하고 유연한 상태다. 그것은 움직일 준비가 되어 있고, 필요하다면 힘을 쓸 수 있다. 그 자세로 구부리고 들어 올리면 척추를 보호하고 부상을 예방할 수 있다. 상대 배우를 들어 올려야 할 때 이를 사용해 보라!

- 커피 테이블이나 바닥에서 무언가를 줍기 위해 어떻게 구부리는지 관찰해 본다.
- 어느 부분에서 구부리는가?

- 구부릴 때 머리, 목, 어깨에서 무슨 일이 일어나는가? 머리를 뒤와 아래로 젖히는가?
- 무언가를 잡을 때 숨을 멈추는가?
- 물건을 어떻게 잡고 있는가? 손과 팔에 힘을 많이 주며 쥐고 있는가?
- 디렉션을 준다.
- 척추가 길어지고 넓어진다고 생각하면서 무릎을 구부린다. 허리에 힘을 주기보다는 고관절에서부터 머리끝까지 앞으로 기울여 본다. 움직이는 동안에도 척추는 길어지고 넓어진다.
- 화장실과 부엌 싱크대에서 시도해 본다.
- 커피 테이블이나 바닥에서 무언가를 주울 때 위의 방법을 시도한다. '무릎을 구부리는 것'이 문제가 아니다. 무릎을 어떻게 구부리느냐가 문제다. 허리보다는 고관절에서부터 움직이고 몸을 하나의 전체로서 사용하는 것이 중요하다.
- 바닥에서 무거운 것을 들어 올릴 때 위에서 언급한 무릎을 구부릴 때의 기본적인 안내를 따르면서, 척추가 길어지고 넓어지게 하면서 허리를 보호하기 위해 하복부의 근육도 함께 의식해 본다.
- 예를 들면 옷장에서 손을 뻗을 때 무슨 일이 일어나는가? 샤워 시 머리를 감을 때 어깨를 올리거나 앞으로 움츠리는가? 허리가 아치형이 되는가? 디렉션을 줄 때 무슨 일이 일어나는지 본다.

런지 _ 연습 42

런지(lunge)는 한쪽 무릎을 구부리면서 다른 쪽 무릎은 펴는 것이다. 대개, 앞쪽 다리는 구부리고 뒤쪽 다리는 편다. 그 반대일 수도 있다. 옆으로도 런지를 할 수 있다. 런지는 또 다른 역학적으로 유리한 자세다. 처음에는 조금 이상하게 느껴질 수 있다. 기울일 때 대부분 복부를 무너뜨리거나 하향하는 데 익숙하기 때문이다. 하지만 일단 이것을 조금 연습하고 나면, 상당히 강하고 편안한 느낌을 받을 수 있을 것이다.

런지는 태극권이나 펜싱 동작과 유사하다. 집이나 마당에서 일할 때 런지를 사용하면 등과 허리, 그리고 핵심 근육을 강화하는 데 도움을 줄 수 있다. 또한, 균형을 잃고 넘어지려 할 때 런지를 하면 균형 잡기가 더 쉬울 것이다. 이 동작을 통해 골반 주위의 무게중심을 강하게 느낄 수 있다. 런지 동작을 더 깊숙이 할수록 자신의 중심과 더욱 연결될 것이다. 또한 다른 움직임에도 런지를 연결시킬 수 있을 것이다.

- 런지 자세로 있는가? 청소기를 돌리거나 바닥을 쓸거나 걸레질을 할 때 그 자세를 할 수 있다.
- 이러한 활동 중에 허리에 힘을 주어 몸의 중심부가 수축되는지 관찰해 본다.
- 디렉션을 준다.
- 런지를 응용한 많은 동작들이 있다. 커피 테이블이나 낮은 책꽂이에서 무언가를 집을 때 런지를 시도한다.
- 무거운 가구를 옮길 때 런지 자세를 하면 허리를 보호할 수 있다. 길어진 등과 낮은 무게중심으로 어깨와 목보다는 등의 큰 근육들을 사용해 물건을 옮길 수 있다.

계단 이용하기 _ 연습 43

계단을 오르고 내릴 때 아래로 몸을 누르는 경향이 있다. 계단에 카펫이 깔려 있어도 종종 무거운 발소리를 들을 수 있다. 계단을 내려갈 때 떨어질지 모른다는 무의식적인 두려움으로 인해 손과 팔뚝으로 난간을 잡고, 어디로 내려가는지를 보기 위해 머리와 목을 앞으로 떨어뜨릴지도 모른다. 하지만 계단을 내려갈 때, 최대의 신장(키)에 머물면서 가는 방향을 보기 위해 머리를 살짝만 앞으로 기울여도 쉽게 균형을 이룰 수 있다. 척추의 최상위는 코 뒤와 귀 사이에 있다. 그곳이 머리가 기울어지는 지점이다. 계단을 오를 때는 등 근육에 의지해 오르고, 팔과 어깨로 난간을 잡아당기려 하지 않는다. 몸의 협응과 위로 향한다는 디렉션이 과도한 노력 없이도 계단을 오르게 한다고 믿는다.

- 계단을 오르내릴 때 자신을 관찰한다.
- 계단을 오를 때 앞으로 구부리거나 허리를 뒤로 아치 모양을 만드는가? 다리를 사용하기보다 무의식적으로 허리를 사용하여 올라가는가?
- 난간을 너무 꽉 잡지는 않는가?
- 계단을 내려올 때 발이 무거운가?
- 내려가는 곳을 보기 위해 목을 앞으로 내밀고 있는가?
- 계단을 오르내릴 때 몸을 아래로 내리누르기보다 위로 향한다고 생각한다.
- 계단을 오르면서 위를 쳐다볼 때 머리가 뒤와 아래로 젖혀지는 것을 자제할 수 있는지 본다.
- 계단을 내려갈 때 몸이 길어진다고 생각한다. 계단을 내려다보기 위해 목을 길게 뺄 필요가 없다. 목이 길어지게 하고, 머리가 귀 사이의 척추 최상위에서 살짝 내려다보게 한다.
- 오르내릴 때 모두 위로 향하는 부드러운 방향성을 허용한다. 다리가 대부분의 일을 하도록 하고, 몸통이 그 흐름을 타고 위로 향하도록 허용한다.

먹는 방식을 바꾸는 것은 쉽지 않다. 하지만 약간의 의식을 두면 몸이 더 편안하게 먹도록 도울 수 있다. 컴퓨터와 휴대폰과 마찬가지로 음식 역시 사람의 앞과 아래에 놓인다. 이때 음식을 향해 몸을 앞과 아래로 끌어내리게 된다. 뒤와 위(Back and Up)에 머무르면서 근육조직이 위를 향하도록 허용하는 것이 음식을 향해 몸을 구부리는 습관을 줄일 수 있다. 식사 중 음식을 맛보고, 대화에 참여하고, 주변을 알아차리면서 시간을 갖는 것이 어떤 것인지 확인해 보자.

- 평소처럼 먹는다.
- 아무것도 바꾸려 하지 말고 어떻게 먹는지 관찰한다.
- 음식으로 가까이 가려고 구부리는가?
- 음식을 향해 어깨를 앞으로 당기는가?
- 테이블을 향해 몸통을 구부리는가?
- 먹을 때 호흡은 어떠한가?
- 다른 사람과 밥을 먹는다면, 먹으면서 이야기할 때 몸을 어떻게 사용하는가?
- 의식적으로 다른 접근 방법을 취하기로 결정하면서 계속 먹는다. 디렉션을 주며 먹는다.
- 만약 음식을 향해 몸을 기울여야 한다면 허리보다는 고관절에서부터 기울인다. 기울일 때 몸이 길어지는 것을 유지한다.
- 음식을 향해 몸을 기울이기보다 입 쪽으로 음식을 가져온다. 처음에는 생소할 수 있다.
- 음료를 마실 때 그쪽으로 몸을 기울이기보다 입 쪽으로 잔을 가져와, 귀 사이의 척추 최상위에 머리가 편안하게 놓이도록 허용한다.

파트 2: 움직임을 통해 자신을 확장하기

뒤로 걷기 _ 연습 45

아마 몇 발자국 이상 뒤로 걷는 일이 없으므로 이 동작과 관련된 습관은 거의 없을 것이다. 이것은 뇌를 조금 다른 방식으로 일하게 한다. 때때로 뒤로 걷는 것은 의식을 등 쪽으로 가져오게 돕는다. 이를 통해 척추가 길어지게 해주고 과하게 아치형이 되는 것을 예방해 준다. 사람들은 종종 뒤로 걸을 때 '걸으면서 키가 더 커지는' 경험을 한다. 몸은 이것을 통해 배우고, 다시 앞으로 걸을 때 그 길이를 유지할 수 있다. 덧붙여, 앞으로 걸을 때 뒤꿈치부터 발가락 쪽으로 바닥에 닿게 하면서 걷는다. 땅에 뒤꿈치가 먼저 닿고, 발을 구르고, 발가락으로 땅을 밀어냄으로써 무릎이 앞을 향하게 도와준다. 뒤로 걸을 때는 발가락이 먼저 땅에 닿고, 뒤꿈치가 닿는다. 이런 방식으로 걸을 때 발의 감각에 민감해져 보자. 뒤로 걷는 것을 더 쉽게 만들어 줄 것이다.

- 척추가 길어지고 넓어지는 것을 생각하며, 날숨과 들숨의 흐름을 허용한다.
- 손을 흉곽 하부에 둔다. 갈비뼈가 안팎으로 움직이도록 허용한다.
- 뒤쪽에 아무것도 없는지 확인한 후 천천히 뒤로 걷는다.
- 숨을 참고 있는지 확인한다. 갈비뼈를 움직이게 내버려 둔다.
- 계속 위로 향한다고 생각한다.
- 등이 평소보다 더 민감해지도록 허용할 수 있는지 본다. 등이 자신이 가는 곳을 '볼 수' 있는가?
- 공간을 가로질러 뒤로 걸으면서 몸 전체를 의식한다.
- 의식하는 것이 호흡을 멈추거나 얕게 만들지 않도록 한다.

- 정신적·신체적 자유를 회복하는 데 도움이 되도록 뒤로 걸어가면서 숨을 내쉰다.

걸으면서 말하기 _ 연습 46

걷기, 호흡, 편안하게 말하는 것을 조절하는 것은 연극적 멀티태스킹(다중 작업)의 한 유형이다. 모든 배우는 이것을 어떻게 하는지 알아야한다. 여기서 자유로움을 찾는 것은 기술적으로도 자유롭게 해준다. 따라서 자신에게 찾아오는 감정을 더욱 쉽게 허용하게 된다. 이것은 오페라 가수가 그녀의 캐릭터가 죽었을 때 어떻게 비명을 지르는지를 배우는 것과 같다. 먼저, 그녀는 기술적으로 목소리의 손상 없이 비명 지르는 방법을 배운다. 그런 다음 공연에서 비명을 지를 때 그 비명의 감정속으로 자신을 던질 수 있다. 편안한 호흡과 말하기가 결합된 움직임의흐름을 발견하면, 이것은 성공적으로 공연할 수 있도록 해줄 것이고, 말하는 것과 감정에 주의를 둘 수 있게 해줄 것이다. 그리고 자신을 도와줄 움직임과 목소리가 있다고 믿을 수 있게 해준다.

- 편안하게 자신의 호흡을 의식한다.
- 몇 발자국 앞으로 걷고 곧이어 뒤로 걷는다. 호흡의 흐름을 지속한다.
- 앞으로 걸을 때 다섯까지 세고, 뒤로 걸을 때 다섯까지 센다.
- 호흡이 얕은지 확인한다.
- 앞뒤로 걸을 때 다섯까지 세는 것을 2세트 계속한다.
- 교차 보행을 한다. 오른쪽 발이 앞으로 나갈 때 왼쪽 팔이 앞으로 나가게 한다. 왼쪽 발은 오른쪽 팔과 함께 한다.

- 이것은 몸통의 앞과 뒤를 대각선으로 스트레칭해 준다. 이것은 자유로운 호흡과 함께 등, 특히 허리 부분에 마사지 효과를 준다.
- 엉덩이가 부드럽게 움직이도록 허용한다. 엉덩이가 지나치게 가만히 있지 않게 한다. 부드러운 움직임은 엉덩이의 자연스러운 움직임이다.
- 다섯까지 세면서 앞으로 걷기와 뒤로 걷기를 3세트를 한다. 이때 무슨 일이 일어나는지 관찰한다.

편안한 눈 _ 연습 47

눈과 눈 주변의 근육을 릴리즈하기 위한 많은 응용 방법들이 있다. 알렉산더는 "시선이 고정되어 있거나 눈을 가늘게 뜨고 있다면 몸의 어느 곳도 릴리즈되어 있지 않을 것이다"라고 말했다. 이와 반대도 마찬가지다. 만약 눈을 릴리즈한다면 이것은 몸 전체가 해소되는 것을 도와준다. 특히 어떤 것에 깊은 주의를 기울일 때 눈이 편안한 상태가 되는 것은 더 어렵다. 이것을 할 수 있다면 연기가 더 유기적이고 자연스러울 수 있도록 도와줄 것이다. 카메라 앞에서 연기할 때 얼굴과 눈을 릴리즈하는 것은 특히 중요하다.

- 편안하게 서거나 앉는다.
- 디렉션을 준다.
- 호흡을 의식한다.
- 세 번 숨을 내쉰다.
- 눈과 눈 주위의 근육에 주의를 둔다.
- 무엇을 알아차렸는가? 그것들에 대한 감각은 어떠한가? 눈썹의 근육, 눈썹 사이, 눈 아래, 눈 옆, 눈 전체는 어떠한가?

- 눈을 감는다.
- 눈 위로 손바닥을 댄다. 이것은 어둠을 통해 눈이 릴리즈될 수 있게 도와준다. **파밍**(palming)이라 불린다.(파밍은 시력 향상을 위한 눈 운동을 뜻한다. -역주)
- 눈과 눈 주위의 모든 근육이 릴리즈될 수 있도록 스스로에게 요청한다. 어둠이 이것을 도와줄 것이다.
- 호흡이 편안해지도록 허용한다.
- 손바닥을 떼고 눈을 뜬다.
- 눈이 부드러워지고 열리도록 내버려 둔다.
- '보려고 노력하지 않는다'. 무엇이든 자신이 보는 것이 '자신에게 오도록' 내버려 둔다.
- 부드러운 초점을 가지자는 생각을 유지한다. 방의 한 곳에서 다른 곳을 본다.
- 바닥을 내려다보고 천장을 올려다보면서 시선을 부드럽게 한다.
- 아는 대사를 말하거나 문장을 읽어 본다. 눈을 릴리즈한 채 뜰 수 있고 수용적인 상태로 둘 수 있는지 관찰해 본다.
- 장면 연기나 리허설할 때 사용해 본다.

체중 이동 _ 연습 48

체중 이동은 따로 생각하지 않아도 항상 하는 것이다. 하지만 그것을 의식하기 시작한다면 더 안정된 균형을 이룰 수 있다. 체중을 옮길 때는 일련의 불필요한 긴장이 발생하는데, 이것은 도미노 효과와 비슷하다. 몸은 균형을 잃고 넘어지는 것을 방지하기 위해 여러 곳에서 수축해야 한다고 느낀다. 이러한 긴장들이 안정감을 줄 것이다. 그러나 균형을 통해 안정시킬 수 있다면 훨씬 더 효율적으로 이동할 수 있다. 체중 이동을 하면서 계속해서 위를 향해 릴리즈하는 것은 몸을 아래로 끌어내리는 것을 방지해 준다. 그리고 어깨와 엉덩이가 제자리에서 벗어나지 않게 해준다. 이것은 걷기, 뛰기, 계단 오르내리기 등 많은 다른 활동에서도 중요하다.

- 체중을 두 발에 균등하게 두고 선다.
- 척추를 따라 위로 향한다고 '생각한다'.
- 세 번 숨을 내쉰다.
- 체중을 오른발로 이동시킨다.
- 엉덩이 위치가 그대로인지 관찰해 본다.
- 몸의 양쪽을 위로 길어지게 하여 어느 쪽도 끌어내리지 않는다.
- 체중을 왼쪽으로 이동시킨다.
- 체중을 앞뒤로 몇 번 왔다 갔다 이동하면서 몸이 포이즈할 수 있게 한다. 양쪽 모두 아래로 끌어내리지 않도록 의식한다.
- 호흡을 편안하게 한다.
- 이동할 때 균형을 유지한다.

한 발 서기 _ 연습 49

이 연습은 체중 이동에서 한 단계 더 나아간다. 한 발로 서 있을 때 몸은 길어질 뿐만 아니라 아래로 끌어내리지 않는다. 몸은 균형을 이루기 위해 발, 발목, 다리, 그리고 몸 전체에 걸쳐 미세한 움직임들을 수행할 것이다. 이것은 호흡과 통합될 때 힘과 협응과 균형을 길러 주는 건강에 좋은 연습이다.

- 편안하게 선다. 균형을 잡기 위해 의자 뒤쪽에 손을 살짝 올려놓는다. 디렉션을 준다.
- 중립 상태에서 체중을 오른발로 옮긴다.
- 왼쪽 무릎을 구부리고 앞쪽으로 들어 올린다.
- 오른쪽 다리로 균형을 잡고 선다. 한쪽으로 쏠리지 않는지 확인한다. 엉덩이가 한쪽으로 치우치지 않도록 평형을 유지한다.
- 이 방법으로 몇 초 동안 균형을 이루고 서 있는다.
- 발을 내려놓는다. 위로 향한다는 것을 기억한다.
- 체중을 왼발로 이동시킨다.
- 오른쪽 무릎을 구부리고 앞으로 들어 올린다.
- 균형을 이루어 편안하게 선다. 호흡을 자유롭게 한다.
- 양쪽을 반복한다.

완전히 구부리기 _ 연습 50

척추를 완전히 구부리는 것은 자주하는 활동은 아닐 것이다. 그렇기 때문에 연습해야 할 좋은 이유가 된다. 완전히 구부리는 것을 제대로만 하면 척추를 위한 건강한 스트레칭이 된다. 머리 무게가 척추 전체를 부드럽게 당겨 주며, 머리가 뒤와 아래로 가지 않는지 확인하기 좋은 방법이다. 그리고 세미수파인 자세를 취할 시간이 없을 때 척추를 길어지게 할 수 있는 가장 빠른 방법이다. 또한, 공연하기 직전에 바로 할 수 있는 유용한 운동이 될 수 있다.

- 의자에 앉아 몸통을 통해서 위로 향한다고 '생각한다'.
- 머리가 가슴을 향하여 기울어지도록 한다.
- 몸통은 계속해서 길어지도록 한다.

- 천천히 한 번에 척추 하나씩 구부러지도록 한다.
- 호흡을 계속하면서 천천히 구부린다. 척추가 길어지고, 다리 사이로 까지 내려간다. 양팔은 옆에 편안하게 둔다.
- 세 번 숨을 내쉰다.
- 다섯까지 센다. 반복해 본다.
- 천천히 위로 올라오면서 구부리고 있던 척추를 펴준다. 허리를 지탱하기 위해 하복부 근육을 사용한다. 척추를 한 번에 하나씩 펴줄 때 마지막에 일어나는 부분은 목과 머리다.
- 일어나면서 척추가 길어지고 넓어진다고 생각한다.
- 척추를 구부렸다가 다시 세우는 것을 반복한다.
- 이 훈련은 서서도 할 수 있다. 이때 허리 부분의 압박을 줄이기 위해 앞으로 기울일 때 무릎을 구부린다.

나선형을 통해 3차원으로 의식하기 _ 연습 51

때때로 우리는 자신을 앞뒤가 납작한 종이 인형처럼 생각한다. 측면과 부피가 있다는 것을 잊어버린다. 그래서 거울을 볼 때 대개 앞모습만 보는 것은 부분적으로는 비난의 여지가 있다. 이 연습을 통해 몸의 측면, 부피, 그리고 잠재적인 동작 범위를 알아차리는 데 도움이 될 것이다. 강하고 힘 있는 내면이 느껴지고 외면도 그렇게 보인다. 움직임이 없는 경우에도 이러한 내면의 확장된 감각을 유지하는 것이 유용하다.

- 디렉션을 주고 일어선다.
- 호흡을 자유롭게 한다.
- 팔을 양옆으로 펼친다.
- 에너지가 척추를 따라 길어지고 가슴과 어깨를 가로질러 넓어지는

것을 느껴 본다.

- 머리를 먼저 오른쪽으로 돌리면서 몸이 따라가게 한다. 돌아서서 뒤를 본다.
- 무리하게 돌리지 않는다. 지나치게 돌지 않으면서 유연성을 탐색해 본다.
- 이번에는 머리를 왼쪽으로 돌리고 몸이 따라가게 한다.
- 중심을 지나 자신을 뒤돌아보도록 내버려 둔다.
- 이 동작은 몸의 앞뒤를 사선으로 부드럽게 스트레칭한다. 또한 공간 속에서 몸의 3차원적인 상태를 경험할 수 있다.
- 이 동작을 양쪽으로 세 번씩 한다. 척추를 따라 길어지는 것과 가슴과 어깨를 가로질러 넓어지는 것을 계속 의식한다.
- 팔을 양옆으로 내린다.
- 자신에 대한 감각을 3차원적으로 의식해 본다.

마리오네트 _ 연습 52

이 연습은 어깨와 등으로부터 팔을 과하지 않게 분리시켜 사용하는 방법이다. 주변 부분의 과도한 긴장 없이 팔을 움직이기 위해 손가락, 손목, 팔꿈치, 어깨의 관절을 사용한다. 이것은 팔을 가볍고 편안하게 느끼도록 도와주고, 어깨와 위팔(어깨에서 팔꿈치까지) 주위에 축적된 놀라울 정도로 많은 무게감과 긴장을 제거할 수 있다. 이 긴장이 종종 어깨를 앞으로 움츠리게 하고 위팔을 겨드랑이쪽에 붙게 한다.

- 디렉션을 준다. 부드럽고 막힘없는 호흡을 생각한다.
- 자신은 마리오네트이고, 누군가 자신의 끈을 당긴다고 상상한다.
- 끈이 오른쪽 손가락에 연결되어 있다. 손가락은 천장을 향해 스트레

칭되고 팔 전체도 따라간다.

- 팔은 천장을 향해 쭉 뻗어지고 어깨는 올리지 않고 그대로 있다.
- 자신은 길어지고 넓어졌다.
- 누군가가 줄을 강하게 당기고 손가락은 천장을 향해 더 올라간다. 어깨도 스트레칭되면서 올라간다.
- 줄이 잘리고, 손목은 이완된다. 손을 늘어뜨린다.
- 두 번째 실이 잘린다. 팔꿈치에서부터 이완된다. 팔은 팔꿈치에 매달려 있다. 위팔은 여전히 천장을 향해 스트레칭되어 있다.
- 마지막 줄이 잘린다. 팔 전체가 마치 봉제 인형처럼 양옆으로 내려온다. 몸통은 여전히 길어져 있다.
- 같은 팔로 반복한다.
- 두 팔이 다르게 느껴지는가? 만약 그렇다면 어떠한가? 어쩌면 스트레칭했던 팔이 더 따뜻하게 느껴질 수도 있고, 혹은 새로운 '에너지'를 갖게 된 것처럼 느껴질지도 모른다.
- 다른 팔로 두 번 반복한다.
- 이 과정이 끝났을 때 몸통의 길어짐과 자유로움, 팔의 상태와 양쪽의 편안함을 관찰해 본다. 팔은 뻣뻣하거나 지나치게 이완된 것이 아니다. 그리고 겨드랑이 쪽으로 수축되지 않고 편안하게 어깨에 매달려 있다.

평정의 힘 _ 연습 53

이것은 무엇보다 신뢰에 관한 연습이다. 자신의 재능이 충분하다고 생각하는 것은 자신에 대한 신뢰의 문제다. 그저 서서 겉으로는 '아무것도 하지 않는 것'만으로도 관객들의 관심을 끌기에 충분하다. 자신의 생각, 감정, 의도의 힘은 표면 아래 있지만 분명히 감지할 수 있는 어떤 힘을 가지고 있다.

- 오랫동안 서 있을 수 있는 자세로 선다.
- 디렉션을 준다.
- 가슴과 어깨를 통해 넓어진다고 생각한다. 팔이 양옆에 자유롭게 매달려 있도록 허용한다.
- 호흡이 편안하게 들어오고 나가는지 의식한다.
- 겉에서 볼 때는 '가만히' 있는 것 같지만 발, 발목, 다리에서 아주 작은 움직임이 있다는 것을 알아차린다. 미세하게 흔들릴 것이다.
- 무릎과 허리가 딱딱하게 고정되지 않도록 의식한다.
- 눈을 부드럽게 하고 시선을 고정시키지 않는다.
- 어떤 큰 동작도 하지 않는다. 그렇다고 고정시키거나 힘을 주지도 않는다.
- '고요히' 서 있어도 활동적으로 서 있다고 생각한다. 그 자리에 고정되거나 얼어 있는 것이 아니다.
- 편안하게 '평정의 힘'을 경험할 수 있는지 본다. 아무것도 하지 않는 것의 힘, 단지 존재하고 있는 것이다.

6장

호흡

연기에서 가장 중요한 세 가지 요소를 물었을 때, 로런스 올리비에는 "목소리, 목소리, 그리고 목소리"라고 대답했다. 호흡은 이것의 필수적인 전제조건이다. 모든 생각, 감정, 충동은 호흡으로부터 시작된다. 알렉산더는 호흡을 원동력(motive-power)이라고 불렀다. 이는 오래된 표현이지만 의미가 깊다. 이 원동력은 호흡의 시작과 움직임뿐만 아니라 호흡 뒤에 따라 나오는 모든 기능의 촉매 역할을 한다. 이 원동력을 사용할 때 말하고, 노래하고, 움직이고, 연기하기 위한 호흡을 발견할 것이다. 자유로운 호흡은 더 넓은 정신적 · 신체적 공간을 제공하고, 자신을 확장시키고, 무수히 많은 가능성을 열어 준다. 얕은 호흡은 사람들로 하여금 무난한 연기를 선택하게 하는 경향이 있다. 더 깊게, 더 자유롭게, 본연의 호흡을 하게 된다면 더 대담하고 진실된 연기를 선택하도록 이끌 것이다. 이것은 스스로에게 주의를 둘 수 있게 하고, 자신감을 갖게 하고, 깊은 정서적 충동과 연결되게 한다. 호흡 연습은 한 단계씩 확장해 나가도록 이끌 것이다. 호흡을 연습하는 것이 연기 연습에서 가장 중요한 것 중의 하나다. 내가 당신이라면 매일 이 연습을 꾸준히 할 것이다.

호흡 연습은 사람들이 때때로 충고하는 것처럼 '숨을 깊게 쉬어야' 하는 것만 의미하지는 않는다. 호흡을 할 때 사람들은 너무 자주 과도하게 힘을 준다. 코나 입으로 공기를 빨아들이는 것은 실제로는 목구멍을 조이고 턱, 혀의 뿌리, 후두부, 어깨, 가슴을 포함하는 전체적인 호흡 메커니즘을 방해한다. 이는 자연스런 공명을 줄이고, 말할 때와 노래할 때 배음과 저음을 최소화시킨다. 개인에 따라 비음, 긴장, 쉿소리가 더 해지거나 음량이 줄어들 수도 있다. 이는 종종 목소리의 정서적, 음악적 범위를 제한한다. 스스로 가장 편안한 방법으로 하지 않는다면 자신을 온전히 표현할 수 없다. 이것을 본능적으로 느끼고 '말을 잘하는' 연습과 호흡을 '더 열심히' 연습할 수 있겠지만, 더 긴장하게 할 뿐이다. 이것은 습관의 악순환이다.

우리는 순수하고 자연스러운 호흡을 원한다. 이것은 아기와 동물들이 본능적으로 하는 것이다. 호흡은 반사작용이다. 우리가 '방해하지' 않는다면 호흡에 대한 생각 없이도 호흡은 일어난다. 자신의 호흡에 대해 건설적이고 현명하게 생각한다면 본연의 자연스러움을 회복하는 데 도움을 '줄 수' 있다. 부드러운 의식적 안내를 통해 간접적으로 호흡에 영향을 줄 수 있다. 정신적·신체적 긴장으로부터 해방시킴으로써 호흡을 자유롭게 해줄 것이다. 호흡을 편안하게 둠으로써 자연스런 본연의 호흡을 회복할 수 있고, 몸은 더 편안해지고 시간이 지나면서 호흡은 점차 열린다. 그리고 원하는 활동, 즉 달리기, 춤, 수영, 스포츠, 음량의 증폭 없이 야외에서 연기하기, 서서 들려주는 영화 연기 등에 필요한 호흡을 가질 것이다. 호흡은 신체적으로 필수적일 뿐만 아니라 "나는 여기에 있다. 나는 존재한다. 나는 살아 있다"라는 존재함의 표현이다.

호흡은 극에서 가장 흥분되는 순간에 직접적인 책임이 있다. 가령, 〈억척 어멈과 그 자식들(Mother Courage and Her Children)〉(베르톨트 브레히트의 희곡, 전쟁으로 세 아이를 잃어버린 억척 어멈의 운명을 통해 전쟁을 고발)에서 억척 어멈의 침묵의 비명, 〈우리 읍내(Our Town)〉(1938년 연극 분야 퓰리처상 수상작) 중 에밀리 무덤 앞에서의 조지의 흐느낌, 〈욕망이라는 이름의 전차(A Streetcar Named Desire)〉(미국 현대 희곡의 거장 테네시 윌리엄스의 희곡, 퓰리처상과 뉴욕 극비평가상 수상작)에서 "난 처음부터 다 알고 있었어"라는 스탠리의 대사에 블랑시가 무릎을 꿇으며 주저앉을 때 등. 이들 모두 대사는 없는 '침묵'의 순간이다. 연극이나 영화 대본은 숨을 쉬지 말라고 요구하지만, 말하기 전에는 호흡하는 것을 허용해야 하는 순간들이다. 자신의 배역이 아무 말 없이 서 있을지라도, 한 마디도 하지 않고 어떤 것에도 반응하지 않더라도 여전히 호흡해야 한다. 그 호흡은 역할에, 장면에, 연기에 생명력을 불어넣는다.

최근에 나는 한 영화에서 세 여성이 나오는 장면을 보았다. 한 젊은 여성의 결혼식 날이었다. 그녀는 결혼을 하기 직전 아래층에 내려가 자신의 침실에 웨딩드레스를 입은 채 누워 있었다. 곧 그녀의 시어머니가 될 세련된 여성이 며느리의 삶을 어떻게 완전히 휘어잡을지를 고상하게 설명한다. 젊은 여성은 완전히 냉혈한인 시어머니에게 감정적으로 다가가려고 애처로운 노력을 한다. 훌륭하게 쓰여지고 잘 연기된 장면이었다. 과장스럽기보다는 조심스럽고 섬세하게 연기들을 했다. 두 여인과 함께 젊은 여성인 손녀를 도울 수 없는 할머니를 연기하는 배우가 있다. 그녀는 주도권을 잡으려는 시어머니와 자신의 미래에 대해 걱정하는 젊은 여성, 두 여인 사이에 조용히 서 있다. 그녀는 자신의 낮은 사회적 위치 때문에 아무 말도 할 수 없다. 우리는 그녀가 숨죽이는 것을 보고 느낄 수 있다. 이것은 그 장면에서 가장 감동적인 것 중의 하나였다. 우리는 그녀를 가여워한다. 그리고 그녀는 침묵으로 연기할지라도 전반적으로 호흡을 통해 소통한다. 일상적인 대사뿐 아니라 대사가 없거나, 더 정확하게 말하자면 말하기 직전의 순간을 통해 얼마나 많은 소통을 이룰 수 있는지를 인식하는 것은 중요하다.

모든 배우들은 호흡에 관한 온갖 종류의 상충되는 정보를 얻고 있다. 주의하지 않으면 매우 혼란스러울 수 있다. 감독, 화술 선생님, 노래 선생님, 요가 강사, 개인 트레이너로부터 서로 다른 이야기들을 들었을지도 모른다. 내가 전하고 싶은 핵심은 자신을 잡고 있는 것이 무엇이든 그만하라는 것이다. 목구멍, 얼굴과 울림통, 양쪽 갈비뼈 사이의 연결 근육, 횡격막과 등 주변의 근육계 등 발성 메커니즘 어딘가에 생긴 긴장이 대부분 문제의 원인이다. 사실상, 신체 어느 부위가 긴장해 있든 호흡과 목소리에 간접적인 영향을 미친다.

'올바른 호흡'을 구성하는 다양한 의견들이 있지만 모두가 동의할 수 있는 기본적인 원칙들이 있다.

— 긴장은 호흡을 방해한다.
— 몸을 자유롭게 하면 호흡이 릴리즈된다.
— 아기나 아이들처럼 그저 단순하게 호흡하는 것이 시작점으로써 바람직하다.
— 모든 생각과 감정에 호흡이 공급되고 반응하기를 원한다.
— 원할 때나 필요할 때 호흡을 의식적으로 사용할 수 있다.
— 이상적인 것은 자연스럽고 강압적이지 않게 호흡하는 것이다.

드나드는 숨 _ 연습 54

드나드는 숨(tidal breathing)은 평소에 하는 호흡을 가리키는 말로 휴식 상태이고 특별한 요구가 없을 때, 마치 바다의 조수처럼 저절로 흘러 들어오고 나간다. 이러한 호흡을 할 때 자신을 더 자각한다면, 가지고 있을 습관을 발견하게 될 것이다. 어떤 사람들은 가슴 위쪽이 긴장되고 가슴뼈(흉골) 주위를 조이는 경향이 있다. 어떤 사람들은 갈비뼈 전체를 경직되게 조이고 고정시키는 경향이 있어 갈비뼈가 거의 움직이지 않는다. 또 어떤 사람들은 목과 어깨가 경직될지도 모른다. 턱과 입술, 혀도 종종 경직되기 마련이다. 그런 경향들에 대해 반대로 행동해 보자. 이 연습을 시작하기 전에 호흡 과정에 대한 입체 영상을 보기 위해서 제시카 울프(Jessica Wolf)의 웹사이트 www.jessicawolfartofbreathing.com 를 방문해 보기를 추천한다.

- 세미수파인 자세를 취하거나 조용히 앉는다.
- 감각, 포이즈, 디렉션을 준다.
- 두 손을 흉곽 하부에 둔다.
- 호흡을 의식한다. 얼마나 빠른가 혹은 얼마나 느린가?
- 고른가, 고르지 않은가?
- 한쪽 갈비뼈가 다른 쪽보다 더 움직이는 걸 느끼는가?
- 흉곽 상부가 흉곽 하부보다 더 움직이는가? 혹은 갈비뼈가 전혀 안 움직이는가?
- 호흡할 때 목이나 어깨에서 무엇이 알아차려지는가? 등은 어떤가? 어떻게 움직이는지 관찰하기 위해 필요한 부위에 손을 올려 본다.
- 호흡에 주의를 두고 있는 동안 눈을 뜨고 있을 수 있는가?
- 주변 환경과 호흡을 동시에 의식하는 것이 가능한가?
- 공기가 들어오고 나가는 흐름을 의식할 수 있는가?

흉곽의 움직임 _ 연습 55

어떤 이유에서건 많은 사람들이 흉곽을 조이는 경향이 있다. 심지어 개나 고양이들도 겁먹었을 때 흉곽을 조인다. 흉곽은 튼튼해서 심장과 폐, 척수, 여러 필수 장기들을 보호하기 위해 있지만, 이상적으로는 호흡과 함께 안과 밖으로 계속 움직여야 한다는 것을 기억하는 것이 좋다. 탄력이 있고 움직이는 물건이, 정지해 있고 경직된 물건보다 더 강력하다. 안과 밖으로 움직이는 것은 횡격막의 위아래 움직임과 함께 호흡을 폐로 유도하는 움직임의 일부다. 갈비뼈가 자유롭게 안과 밖으로 움직이는 것을 허용하면 호흡과 신경계 그리고 감정을 차분하게 하는 데 도움이 된다. 이 연습은 혼자서도 할 수 있지만 파트너와 함께 하는 것이 가장 좋다.

- 파트너의 뒤에 서서 파트너의 흉곽 하부에 부드럽게 손을 둔다.
- 파트너가 호흡할 때 자신은 편안하게 있는다.
- 무엇을 알아차렸는가?
- 파트너의 흉곽이 조금이라도 움직이는가?
- 한쪽이 다른 쪽보다 더 많이 움직이는가?
- 움직임이 부드러운가, 갑작스러운가? 그 움직임이 몸의 다른 부분과 하나로 통합되어 있는가, 분절되어 있는가?
- 파트너의 호흡 속도나 깊이에 대해 무엇을 알아차렸는가?
- 파트너를 규정하려 하거나 어떻게 바꾸라고 말하지 않는다. 열린 마음을 가지며 자신이 느낀 것에 대해 판단하지 않는다.
- 파트너가 큰소리로 다섯까지 몇 차례 세게 한다. 숫자를 셀 때 파트너의 몸에서 무엇을 알아차렸는가? 그런 다음 파트너가 열까지 세는 것을 여러 차례 하게 한다. 무엇을 알아차렸는가?
- 파트너와 역할을 바꿔서 해본다.

촛불 불기 _ 연습 56

이것은 매우 차분한 호흡 연습이다. 매우 기본적인 것이라 많은 것을 하지 않는다. 그것은 원상태로 되돌리는 것이다. 자신이 잡고 있는 것을 풀어놓는 것이다. 이것은 매 연습마다 몸·마음을 조금씩 더 놓아줄 수 있도록 돕는다. 호흡하면서 양파 한 개의 껍질을 벗긴다고 상상할 수도 있다. 점점 중심부에 가까워지면서 덜 방어적이 되고 자신의 '중심'과 더욱 연결된다. 인내심을 가지고 연습한다면 피상적인 즉각적 결과보다는 더 깊이 있는 결과를 줄 것이다. 그것은 심장박동과 함께 평화롭고 안정적인 비트(들고나는 숨 쉬는 움직임)를 만들 수 있도록 도울 것이다.

- 세미수파인 자세를 취하거나 조용히 앉는다. 두 손을 흉곽 하부에 둔다.
- 디렉션을 준다.
- 호흡이 편안하게 들어오고 나가도록 허용한다.
- 손을 통해 호흡을 의식해 본다. '움직임이 일어나도록' 만들지 말고, 몸 안에서의 움직임을 느낄 수 있는지를 알아본다.
- 편안한 호흡이 코로 들어오도록 허용한다. 억지로 하지 않는다.
- 마치 슬로 모션으로 초를 끄는 것처럼 부드럽게 입술을 오므리고 입으로 바람을 분다. 천천히 자제된 호흡이다.
- 이것을 두 번 더 한다.
- 잠시 쉰다. 세 번 더 바람을 분다. 잠시 쉰다. 그런 후에 세 번 더 바람을 분다. 긱긱 세 빈의 호흡을 3세트한다.

위스퍼 하~ _ 연습 57

촛불 불기와 같이 '위스퍼 하~(whisper ah~)'도 간단한 연습이다. 이 간단함이 정확성과 효율성에 영향을 준다. 무언가를 하려는 충동 대신 '하지 않음' 속에 진정한 힘(power)이 깃들게 된다. 이 연습은 어떤 노력 없이 더 편안하고 더 깊고 더 자유롭게 호흡하도록 돕는다. 몸 · 마음 · 감정에 닿을 수 있게 하고 이 세 가지를 연결시켜 준다. 개인적으로 나는 이 연습을 매일 한다. 스스로를 차분하게 하고 의식할 수 있게 해주는 훌륭한 방법이다.

- 세미수파인 자세를 취한다. 머리 밑에 책 한 권을 받쳐 뒤로 젖혀지지 않게 한다.
- 두 손은 흉곽 하부에 올려 둔다.
- 바닥에 닿은 몸과 책에 닿은 머리를 의식한다.
- 몸이 릴리즈되도록 허용하고 바닥에 몸을 내려놓는다.
- 부드럽게 몸이 길어지고 넓어진다고 생각한다. 이것은 생각과 의도를 통해서 일어난다.
- 디렉션을 준다.
- 모나리자의 미소와 같은 희미한 내적 미소(internal smile)를 띤다. 이는 얼굴과 눈 근육을 부드럽게 활성화시킨다.(내적 미소란 즐거운 일이나 사랑하는 대상, 멋진 풍경을 떠올렸을 때 자연스럽게 짓게 되는 상태를 뜻한다. -역주)
- 코를 통해 부드럽게 숨이 쉬어지도록 허용한다.
- 편안히 '하~'라고 속삭이듯 내뱉는다. '하~'라는 단어를 발음하는 것 같지만 속삭이듯 하는 것이다(탄성음).
- 길고 천천히 하는 자제된 날숨이다. 강제로 내쉬지 않으며 본래의 호흡보다 더 길게 내뱉지 않는다.

- 숨을 내뱉을 때 몸을 쥐어짜지 않도록 한다. 특히 목과 머리, 어깨, 등을 편안하게 내버려 둔다.
- '위스퍼 하~'를 두 번 더 한다. 그리고 과하게 호흡하지 않도록 잠시 포즈(pause)한다.
- '위스퍼 하~'를 세 번 더 하면서 내적 미소를 띤다.
- 이는 연구개가 릴리즈되는 것을 돕는다. 그러나 이렇게 되게 일부러 할 필요는 없다. 내적 미소를 생각하면 저절로 이루어진다.
- 몇 초간 잠시 포즈한다.
- 얼굴 전체에 부드럽게 활력을 북돋는 내적 미소를 띠며 '위스퍼 하~'를 세 번 더 한다.

울림 _ 연습 58

대부분 울림은 얼굴, 머리, 목, 가슴, 그리고 갈비뼈에서 일어난다. 하지만 몸 전체가 하나의 울림통이다. 진동은 몸 전체에서 일어난다. 자신을 더욱 릴리즈할수록 더 많은 울림이 있을 것이다. 울림은 말하거나 노래할 때 감정을 전달하는 한 부분이다. 어떤 긴장은 근육계를 약화시키고 소리를 줄어들게 하고, 목소리의 배음과 저음뿐만 아니라 감정도 약화시킨다. 이 연습 역시 서로의 진동을 느끼기 위해 파트너와 함께 할 수 있다.

- 책 한 권을 머리 밑에 두고 바닥에 눕는다. 팔은 편안하게 흉곽 하부에 둔다.
- 다리는 바닥에 쭉 편다. 허리가 과하게 아치형이 되지 않도록 하기 위해 베개나 수건을 말아서 무릎 뒤에 둔다.
- 바닥에 몸을 편안하게 둔다. 바닥이 받치는 것을 느껴 본다.

- 스스로를 릴리즈하고 조화롭게 하기 위해 디렉션을 준다.
- 촛불 불기를 세 번 한다.
- '위스퍼 하~'를 세 번 한다. 호흡이 릴리즈되고 몸 · 마음이 더 자유로워지도록 도울 것이다.
- 자신의 음역대 중간쯤으로 허밍을 한다.
- 입술에서 낮은 진동(윙윙거리는)을 느껴 본다.
- 얼굴, 즉 이마, 관자놀이, 광대, 코, 턱에서 낮은 진동과 울림을 느낀다. 원한다면 손을 사용해 느껴 본다.
- 목의 앞, 뒤, 옆에서 진동을 느껴 본다.
- 어깨와 가슴의 진동을 느끼기 위해 손을 사용한다.
- 손을 더 아래쪽인 갈비뼈 중간과 그 아래쪽으로 옮긴다.
- 손을 허리 아래쪽에 두고 그곳의 진동을 느껴 본다.
- 팔과 다리에서 약한 진동을 느낄 수 있는지 알아본다.
- 머리, 목, 몸통, 다리, 팔 등 몸 전체의 울림을 의식한다.
- 한꺼번에 몸 전체를 의식하는 것이 어렵다면 의식을 머리에서부터 발까지 훑고 지나가게 한다. 마치 등대에서 빛을 비추는 것과 같다.
- 허밍하던 것을 멈춘다. 허밍을 멈춘 후에도 진동의 여운을 의식할 수 있는지 본다.

'위스퍼 하~'와 숫자 세기 _ 연습 59

이 연습은 선 자세에서 편안하고 자유롭게 흐르는 호흡에 익숙해지도록 돕는다. '위스퍼 하~'는 이것을 시작하는 데 도움을 준다. 그런 다음 부드럽게 간단한 말을 할 수 있다. 숫자를 세기 시작하는 순간은 힘을 주는 오래된 습관이 다시 나올 수도 있는 중요한 순간이다. 그 순간 스스로 긴장하는 것이 느껴지더라도 걱정하지 않는다. 가능한 자유롭게 호흡하면서 자신을 놓아주는 과정으로 돌아가고, 다시 부드럽게 숫자 세기로 돌아온다.

- 디렉션을 준다.
- 손은 흉곽 하부에 둔다. 손가락과 손바닥을 편안하게 둔다.
- 호흡을 관찰한다.
- 갈비뼈에 어떤 움직임이 있는지 느낀다. 연결 근육(갈비뼈 사이에 있는)이 편안하다는 의식을 갖는다.
- '위스퍼 하~'를 세 번 한다.
- 흉곽 하부가 날숨과 함께 부드럽게 움직이도록 허용할 수 있는지를 본다.
- 들이쉴 때 갈비뼈는 조금 열릴 것이다. 들숨에서 공기를 빨아들이지 않으며, 갈비뼈를 힘으로 열거나 닫도록 하지 않는다. 처음에는 움직임이 아마 미세할 것이다. 이는 시간이 흐르면서 점차 증가될 것이다.
- '위스퍼 하~'를 세 번 더 한다. 내적 미소를 띤다. 가능한 갈비뼈가 유연하게 움직이도록 한다.
- 이는 마치 가슴까지 물이 차 있는 수영장 안에 서 있는 것과 같다. 호흡할 때 부력과 흐르는 움직임이 있다. 마치 물이 자신을 받치는 것과 같다.
- 소리 내어 다섯까지 세고, 갈비뼈가 계속해서 부드럽게 움직이도록 한다.
- 몇 번 반복한다. 소리 내어 열까지 몇 번 센다.

자신을 헬륨으로 채우기 _ 연습 60

이 연습은 몸에 가벼움과 평온함을 줄 수 있다. 텅 빈 피리 연습(108쪽)을 했을 때처럼 말이다.

- 세미수파인 자세를 취한다.
- 호흡과 마음을 의식한다.
- 디렉션을 준다. 긴장하는 습관에게 부드럽게 '노(No)'라고 말하고, 디렉션에게 '예스(Yes)'라고 말한다.
- 몸이 텅 비어 있다고 상상한다.
- 몸을 맨 위부터 아래 방향으로 의식한다. '속이 텅 빈 머리, 텅 빈 목, 텅 빈 어깨, 텅 빈 몸통, 텅 빈 두 팔, 텅 빈 두 다리, 몸 전체가 텅 비어 있다'고 생각한다.
- 천천히 몸이 헬륨으로 채워진다고 상상한다. 머리, 목, 어깨, 몸통, 팔, 다리 그리고 몸 전체.
- 헬륨이 몸속 전체를 돌아다닌다고 상상한다. 이것을 빛 에너지로 채운다.
- 팔을 한 번에 하나씩 움직이면서 헬륨으로 채워진 것이 어떤 느낌인지 알아본다.
- 헬륨으로 가득 차 있다고 생각하며 다리를 한 번에 한쪽씩 움직인다.
- 머리를 책 위에서 천천히 앞뒤로 움직인다. 또 위아래로 끄덕여 본다(머리는 여전히 책 위에 있다). 헬륨으로 가득 차 있다고 생각한다.
- 이런 식으로 몸의 어떤 부분이든 움직여 본다.
- 헬륨이 몸에서 천천히 빠져나간다고 상상한다.
- 점차 '평소 몸'으로 돌아온다. 더 가볍고, 공기 같다고 느껴질 것이다.
- 일어서서 자신에게 의식을 둔다. 그리고 걸어 본다.
- 이처럼 아래로 향하는 압력 없이 가볍게 걷는 것은 어떠한가?

제 2 부

유기적 표현

7장

상상력 이용하기

제1부에서 알렉산더 테크닉의 원리(의식, 포이즈, 디렉션)를 일상생활과 공연 예술에 통합하는 방법을 논의했다. 제2부에서는 상상과 감정을 자극하고 개발할 수 있는 여러 가지 연습들을 담았다. 이 모든 과정들은 알렉산더 테크닉 원리에 기반을 두었다. 그래서 어떤 것도 억지로 애쓰거나 강요할 필요가 없다. 이 모든 연습들은 자신에 대해 더 배우고, 덜 애쓰는 방식으로 스스로를 열 수 있게 한다. 또한 긴장과 오래된 비건설적인 몸·마음의 습관을 놓아 버림으로써 호흡, 본연의 목소리, 내재된 재능을 발휘할 수 있게 도와준다. 그리고 이 모든 것들을 움직임에 적용한다.

가장 중요하게 기억할 것은 오래된 습관에 맞닥뜨렸을 때 그것들에 대해 '긍정의 노(No)'를 함으로써 의식하고 포즈(pause)와 포이즈(poise)를 찾아가는 것이다. 그리고 새롭게 존재하는 방식으로 안내하는 디렉션을 스스로에게 주는 것이다.

이것은 몸 전체로 작업하는 평화로운 방법이고, 자신만의 시간을 가질 수 있다. 마치 몸의 각 부분에 기름칠을 하고 이것들이 하나의 조화로운 전체로서 작동할 수 있게 통합시켜 준다. 어느 때라도 효과적으로 활용할 수 있으며 특히 리허설, 오디션, 공연 전이나 후에 더욱 도움이 된다. 마음의 눈으로 몸의 각 부분들을 바라볼 수 있게 상상력을 발휘한다. 그리고 몸의 각 부분들을 몸 전체의 연결된 한 부분으로서 바라본다.

- 세미수파인 자세를 취한다.
- 릴리즈할 수 있도록 앞에서 다뤘던 호흡 연습 중 하나를 사용한다.
- 디렉션을 준다.
- 마치 '노(No)'라고 할 때처럼 머리를 천천히 부드럽게 좌우로 돌린다.
- 이 동작이 긴장을 만들어 내더라도 머리 밑에 받친 책에서 머리를 떼지 않는다.
- 머리를 다시 중앙에 둔다.
- 책 위에 머리를 둔 상태로 마치 '예스(Yes)'라고 하듯이 머리를 위아래로 부드럽게 끄덕인다.
- 위의 동작은 작고 미묘한 움직임이다. 귀 사이와 코 뒤에 자리한 척추의 최상위에서부터 움직인다고 생각한다. 그곳은 생각보다 높은 위치다.
- 다시 머리를 중앙에 둔다.
- 다음의 작은 두 동작을 동시에 한다. 고개를 위아래로 끄덕이면서 동시에 좌우로 천천히 고개를 돌린다.
- 이 부드러운 움직임이 목을 릴리즈하도록 도와줄 것이다.

- 다시 디렉션을 준다.
- 마치 자신을 포옹하듯 팔로 몸을 두른다. 이 동작은 견갑골 사이를 릴리즈하도록 해 준다. 이 자세를 잠시 동안 지속한다.
- 팔을 양옆 바닥에 펼친다. 이 동작은 가슴과 어깨를 열어 준다. 이 것은 활동적인 스트레칭이 아닌, 몸이 스스로 그렇게 되어지는 것이다. 이 자세 자체가 스트레칭이다. 팔과 어깨가 바닥 쪽으로 떨어지도록 허용한다.
- 다시 손을 흉곽 하부에 얹어 놓는다.
- 디렉션을 준다. 몸은 점점 더 자유로워질 것이다.
- 한쪽 무릎을 가슴 쪽으로 가져온다. 무릎에 손을 대어 받쳐 준다. 무릎을 가슴 쪽으로 얼마나 가까이 붙이는지는 중요하지 않다. 허리 부분을 부드럽게 릴리즈하는 것이다.
- 다리를 다시 내려놓고 다른 쪽 무릎을 가슴 쪽으로 구부린다. 그리고 손으로 받친다.
- 편안하다면 양쪽 무릎을 모두 가슴 쪽으로 가져온다. 양손이 각각 무릎을 받쳐 줌으로 허리 부분의 부드러운 릴리즈를 도울 수 있다.
- 무릎에 올린 손으로 부드럽게 작은 원을 그려 본다. 이 동작은 허리를 조금씩 흔들면서 편안하게 해줄 것이다.
- 다시 중앙의 위치로 돌아온다. 손은 각 무릎에 올려져 있다.
- 손으로 무릎을 천천히 편안하게 오른쪽으로 조금 움직인다. 그리고 다시 중앙에 돌아왔다가 왼쪽으로 조금 움직인다. 그렇게 무릎을 좌우로 몇 차례 편안히 움직여 준다. 이 동작은 허리 부분을 편안하게 해줄 것이다.
- 중립 자세(발을 바닥에 대고 무릎을 구부린 자세)로 돌아온다.
- 디렉션을 준다. '위스퍼 하~'를 두 번 한다.
- 이 움직임이 편안하다면 누운 상태에서 머리 위로 팔을 뻗는다.
- 척추를 따라서 그리고 팔을 통해 길어진다고 생각한다.
- 다시 중앙으로 돌아온다.
- 고개를 편안하게 좌우로 돌린다.

- 중앙으로 돌아온다. 디렉션을 준다.
- 스스로 편안히 호흡하도록 허용한다.
- '위스퍼 하~'를 세 번 한다.
- 이 연습 후에 자신이 얼마나 변화했는지 느껴 본다.

무한한 X _ 연습 62

이 연습은 모든 방향으로 확장되어지는 내재적인 경험을 제공한다. 이 연습을 반복하면 일상생활의 움직임에서 이 개념을 실현하는 데 도움을 줄 것이다. 오디션에서 이 이미지를 가져온다면 자동으로 자신의 카리스마가 그 공간에 전달될 것이다.

- 몸이 릴리즈되고 열리도록 이전의 연습들 중 몇 가지를 시행한다.
- 머리 밑에 책을 받치고 무릎을 구부려 세미수파인 자세를 한다.
- 디렉션을 준다. 호흡이 자유로워지도록 허용한다.
- 한쪽 다리를 바닥에 펴고 길어진다고 생각한다.
- 다른 쪽 다리도 바닥에 펴고 길어진다고 생각한다. 이제 두 다리 모두 바닥에 뻗어 놓았다.
- 목, 어깨, 그리고 허리 부분을 편안하게 둔다.
- 팔을 커다란 V자 모양으로 머리 위로 펼친다.
- 다리도 V자 모양으로 벌린다.
- 자신의 몸은 이제 커다란 X자 모양이다.
- 긴 척추와 그 최상위에서 균형을 이룬 머리를 상상한다.
- 팔과 다리를 통해 길어진다고 상상한다.
- 스스로가 무한함으로 뻗어 나가는 다섯 방향(머리와 척추 그리고 각각의 팔다리)의 '무한한 X'라고 상상한다.

- 편안하게 호흡한다. '위스퍼 하~'를 세 번 한다.
- 무한함을 향해 다섯 방향으로 뻗어 있는 몸을 상기한다.
- 무릎을 구부려 다시 세미수파인 자세로 돌아온다.
- 이 상태로 잠시 머문다. '위스퍼 하~'를 세 번 더 한다.
- 일어나 걸으면서 자신이 다섯 방향으로 향하는 에너지의 흐름이라는 생각에 머문다.
- 시내를 걸으면서 시도해 보고 어떻게 느껴지는지 살펴본다.

색과 에너지 _ 연습 63

지금까지 이 연습을 즐거워하지 않은 사람은 없었다. 처음에는 에너지와 색에 너무 집중한 나머지 움직임을 의식하지 못할 것이다. 편안한 의식을 가지고 이 연습을 수행하기 때문에 움직임은 자유로워진다. 이 연습을 파트너와 함께하거나 그룹을 지어 해보자.

- 파트너를 마주 바라본다. 그룹이라면 원을 그리며 선다.
- 서로의 손을 아주 가까이에 둔다. 두 손 사이의 에너지를 느껴 본다. 어떤 이들은 잠시 눈을 감고 있으면 보다 쉽게 에너지를 느낄 수 있을 것이다.
- 손 사이의 거리를 약간 떨어뜨려 본다. 에너지를 '스트레칭'하는 것이다.
- 손을 가까이 가져갔다 떨어뜨리기를 여러 번 반복한다. 자신의 뜻에 따라 그 에너지의 형태를 바꿀 수 있다.
- 손 사이의 에너지를 느낄 수 있는지를 살피면서 조금씩 손을 더 멀리 떨어뜨려 본다. 만약 에너지의 연결을 잃는다고 느껴지면 에너지의 연결이 다시 형성될 때까지 손을 가까이 가져간다.

- 원하는 어떠한 형태나 움직임을 만들어 본다.
- 색을 하나 고른다. 내면의 눈을 이용해 손 사이의 에너지에 그 색깔을 입혀 본다. 손 사이의 다채로운 에너지를 계속해서 움직여 본다.
- '에너지 볼'을 파트너나 그룹과 함께 앞뒤로 움직여 본다.
- 원한다면 다른 사람들의 색이 무엇인지 추측해 본다.
- 마음속으로 색의 채도를 더욱 진하게 해본다.
- 원한다면 그 '에너지 볼'을 앞뒤로 던질 수 있는지 시험해 본다.
- '에너지 볼'들 중 하나를 머리 위로 가져갔다가 몸 쪽으로 가져와 본다. 온몸이 그 색깔의 에너지라고 상상해 본다.
- 방 안을 걸어 본다. 걸으면서 그 '색깔의 발자국'을 남긴다고 상상해 본다. 손과 팔을 움직이면서 공기 안에 색의 선들을 남기는 것이다. 머리 위쪽으로는 천장에 색의 선을 남긴다.
- 몸에 있는 에너지를 다시 작은 공 안으로 모은다.
- 점점 그 공을 더 작게 만들어서 이 공을 손 사이에서 움직이고 늘릴 수 있게 한다.
- 끝으로 이 공을 공기 중에 던져서 이것이 떠올라 사라지도록 한다.
- 자신 안에 있는 색을 상상해 보며 거리를 걸어 본다.

주의의 원 _ 연습 64

이 연습은 스타니슬랍스키의 '집중의 원(circles of attention)' 개념을 변형시킨 것 중의 하나다. 그것을 이용한 작업 방식은 많다. 나의 접근법은 그것에 대한 명확한 연결과 이해를 할 수 있도록 연습을 단순하고 직접적으로 하는 것이다. 이 연습이 무대에서 유용하게 적용될 많은 기회들이 있을 것이다. 특히, 제4의 벽(fourth walll, 무대는 하나의 방이며 한쪽 벽이 관객들을 위해 제거된 것으로 관객과 배우 사이의 가상의 벽을 의미)이라 불리는 자신과 관객 사이의 상상의 벽과 관련해서 그런 기회들이 많을 것이다. 이것은 또한 영화 작업에서 롱 샷, 미디엄 샷, 클로즈업에 차이를 둘 때 매우 유용하다.

- 책상이나 탁자에 앉는다. 디렉션을 준다.
- 어두운 무대에 앉아 있다고 상상한다.
- 오로지 손과 손목 부위에만 스포트라이트가 비추고 있다.
- 컴퓨터로 타이핑할 때나 휴대용 기기를 사용할 때 어떤 방식으로 손을 사용하는지를 살펴본다. 혹은 종이에 글을 써 보는 것도 좋다.
- 오직 손과 무엇을 적고 있는지에 주의를 둔다.
- 주변에 있는 것들로부터 자신을 '차단'하지 않는다. 다만 그것들에 주의를 주지 않는다.
- 이를 수행하면서 몸, 호흡, 마음, 감정이 어떻게 느껴지는가?
- 이제 스포트라이트가 팔꿈치에서부터 손까지 비춘다고 상상해 본다. 또한 책상과 탁자도 비추고 있다.
- 팔꿈치에서부터 손까지 그리고 작업하고 있는 책상 표면에 주의를 둔다.
- 자신의 움직임을 관찰해 본다. 타이핑하고 글을 적는 소리에 주목해 본다. 자신의 리듬을 의식해 본다.
- 몸·호흡·마음·감정을 의식해 본다.
- 이제 스포트라이트가 넓어진다고 상상해 본다. 몸 전체가 조명을 받고 있고, 머리 위를 포함한 모든 방향으로 약 60cm 반경의 공간이 비춰지고 있다.
- 자신뿐만 아니라 자신을 둘러싼 공간에 대한 감각을 가져 본다.
- 다음 스포트라이트는 방의 절반을 비춘다.
- 타이핑이나 글쓰기를 계속한다. 공간에 대해서 의식하고, 전체적으로 자기 내면뿐 아니라 시·청각적으로 공간 안에서 무슨 일이 일어나고 있는지 의식해 본다.

- 호흡, 움직임, 자신을 살펴본다. 지금 하고 있는 활동에 자신의 감정과 생각을 안내할 수 있는지 살펴본다.
- 다음 스포트라이트는 방 전체를 비춘다. 방 전체를 비춘다고 해서 의식적으로 다른 어떤 것을 하지 않는다. 이러한 환경 속에 있다는 의식이 자신 안에서 어떤 것을 변화시키는지를 살펴본다.
- 어떻게 앉아 있고, 어떻게 타이핑하는지, 호흡은 어떠한지, 생각과 느낌에 어떤 일들이 일어나는지를 의식해 본다.
- 핀 스폿(pin spot: 무대의 아주 적은 부분만 조명하는 가느다란 광선을 내는 스포트라이트)으로 돌아온다.
- 주의를 이제 좁은 영역인 손과 손이 적고 있는 것에 둔다.
- 이것이 가장 넓은 원과 어떻게 다른지 살펴본다.
- 원하는 순간에 원하는 대로 주의를 변화시켜 본다. 특정한 크기의 원에서 다른 크기의 원으로 원하는 속도에 맞춰 진행할 수 있다.
- 이것을 진행하는 동안 스스로에게 주의를 둔다.
- 다양한 크기의 주의의 원에서 걸어 본다. 오로지 그 공간에만 주의를 기울이면서 작은 원을 걸어 본다. 그리고 조금 더 커진 원, 중간 크기의 원, 커다란 원, 그리고는 방 전체를 걸어 본다.
- 주의의 원이 커져 감에 따라 무엇을 느끼는가?
- 움직임은 어떠한 영향을 받는가? 또 마음과 감정은 어떠한 영향을 받는가?
- 자신이 원하는 크거나 작은 움직임을 이용해 이 연습을 다시 반복해 본다. 창의력을 이용한다. 다양한 크기의 원들을 오가며 자신이 선택한 움직임을 해본다.
- 이 주의의 원을 프로시니엄 무대(proscenium, 객석에서 볼 때 원형이나 반원형으로 보이는 무대), 돌출 무대(thrust, 관객 속으로 돌출되어 3면이 관객에게 둘러싸인 무대), 원형 무대 등 다양한 종류의 무대를 상상하며 해본다. 자신이 선택한 방식으로 무대 위에서 움직이는 자신을 상상해 본다. 관객들이 다른 쪽에 있다면 어떠한가? 이것이 주의의 원에 영향을 미치는가? 어떻게 영향을 미치는가?

매직 카펫 _ 연습 65

이 연습을 매직 카펫이라고 부르는 까닭은 존재의 상태와 움직임을 단지 그것을 생각하는 것만으로도 바꿀 수 있는 것이 마법과도 같기 때문이다. 당신의 파트너에게 미치는 영향을 관찰하는 것은 매우 유익하다. 파트너의 의도가 파트너 자신의 몸·마음을 얼마나 분명하게 변화시키는지를 느낄 것이다. 만약에라는 작업을 할 때 이 연습을 시도해 본다. "내가 그때 그곳에 살았던 그러한 사람이라면 어떨까?" 자신이 어떻게 느끼는지와 행동하는지에 자신의 마음을 사용하는 것이다.

- 편안하게 선다.
- 디렉션을 준다.
- **무거워지라고** 스스로에게 요청한다. 이것이 당신의 의도다.
- 몸은 생각을 따를 것이다. 그것을 강요하지 않아도 몸이 따를 것이다. 그것을 믿어라.
- 한쪽 팔을 든다. 이 움직임은 무거울 것이다. 왜냐하면 몸에게 무거워지라고 요청했기 때문이다.
- 다른 쪽 팔을 든다. 이 움직임도 무거울 것이다.
- 흔들어 본다. 무게가 무거울 때 쉬운 동작도 얼마나 어려워질 수 있는지를 느껴 본다.
- 무겁게 팔을 떨어뜨린다.
- 고개를 돌린다. 어깨를 들어 본다. 엉덩이를 움직여 본다. 이런 동작들을 무겁게 할 것이다. 왜냐하면 그것이 자신의 의도이기 때문이다. 어떻게 자신의 마음이 몸에 영향을 미치는지를 감각해 본다.
- 방을 걷는다. 움직임은 생각 과정에 영향을 받을 것이다. 무거운 걸음이 어떠한지를 느껴 본다.
- 이제 의도를 바꾼다. 자신의 생각을 통해 스스로를 **가볍게** 만들

어 본다.

- 만약 이미지가 도움이 된다면, 자신이 공기나 헬륨으로 가득 차 있다고 상상해 볼 수 있을 것이다.
- 팔, 다리, 손 그리고 발을 움직여 본다.
- 원한다면 걷고, 뛰고, 점프해 본다.
- 그렇게 하는 것이 어떠한가? 가볍게 **되는** 것이 어떠한가?
- 다시 자신의 의도를 바꿔 본다. **삐거덕거리는** 상태다.
- 삐거덕거리는 상태의 의도를 유지하면서 다양한 움직임을 시도해 본다. 이런 상태로 걸어 본다. 삐거덕거리는 상태로 어떤 움직임이든 시도해 본다.
- 자신의 의도를 **부드러움**으로 바꿔 본다.
- 부드러운 방식으로 다양한 움직임을 시도해 본다. 부드러움이 삐거덕거림과 어떻게 반대되는지를 느껴 본다. 그리고 이들과 무거움과 가벼움의 차이는 어떤지도 느껴 본다.
- 만약에 이 연습을 파트너와 할 수 있다면, 팔이 무거울 때 어떻게 느껴지는지를 확인할 수 있게 파트너가 당신의 팔을 움직여 줄 수 있을 것이다. 그리고 가벼움, 부드러움, 삐걱거림의 의도를 가지고도 연습해 본다. 파트너는 당신의 머리나 어깨를 가지고도 시험해 볼 수 있다. 파트너는 그 차이를 확인해 볼 수 있을 것이다.
- **얼어 있는** 상태와 **흐르는** 상태, 두 대조되는 상태를 왔다갔다 해본다. 얼어 있는 상태로 작업할 때 걷기나 다른 간단한 동작들을 수행해 보고, 때때로 명확한 목적을 갖고 얼어 있거나 잡아 두는 연습을 해본다.
- 위와는 대조되는 흐르는 상태를 작업할 때, 모든 움직임이 하나의 동작에서 다음 동작으로 부드럽고 편안한 방식으로 진행되도록 허용한다.

주어진 상황들 _ 연습 66

　주어진 상황이란 모든 것이다. 각각의 시나리오에서 자신의 몸·마음에 무슨 일이 일어나는가? 같은 행동도 그것을 어떻게 하느냐는 매우 다르다. 자신이 무엇을 생각하고, 특히 무엇을 느끼는지에 따라 움직임이 좌우될 것이다.

- 감각·포이즈·디렉션을 준다. 의식하고, 비건설적인 습관들을 자제하고, 디렉션을 준다.
- 낮게 천천히 호흡한다.
- 문을 열고 방 안으로 들어와 문을 닫는 간단한 행동을 선택한다.
- 다음의 각 **주어진 환경**에 따라 위의 행동을 해본다.
  a. 일을 마치고 집에 왔다. 매우 지쳐 있고 우울하다.
  b. 늦었다. 5분 후에 이곳에서 약속이 있고 그가 오기 전에 방 전체를 치워야 한다.
  c. 10년 동안 보지 못한 어린 시절의 친구가 저녁을 먹으러 온다.
  d. 미친 사람이 거리에서 나를 쫓는다. 간신히 집 안으로 들어왔고, 그 미친 사람이 들어오는 것을 막기 위해 문을 닫았다.
  e. 집을 나설 때 문을 잠갔는데 집에 와보니 문이 열려 있었다. 아파트에 침입자가 있을지 모른다는 생각을 한다.

해부 _ 연습 67

　최선의 방식으로 몸을 사용하는 것은 긴장과 스트레스를 피하게 해줄 뿐만 아니라 부상을 예방해 준다. 올바른 자기 사용을 계속해서 이어가는 것은 오랫동안 이로움을 줄 것이다.

- 다음의 사이트를 참고한다. http://www.nlm.nih.gov/exhibition/
  historicalanatomies/vesalius_home.html
- 잠시 몸의 구조를 살펴보자. 뼈와 근육 모두를 살펴보자. 뼈는 우리
  몸의 구조를 만든다. 근육은 이리저리 움직일 수 있게 해준다. 뇌는
  지시를 내리고 신경계는 뇌로부터 받은 메시지를 근육으로 전달한
  다. 이것이 움직이는 방법에 어떻게 영향을 미치는지 생각해 본다.
- 위 사이트에 나온 그림들에서 머리가 척추 최상위에서 어떻게 균형
  을 이루고 있는지를 본다.
- 머리가 견갑대 위에 어떻게 균형을 잡고 있는지를 본다.
- 귀 높이 정도(척추 최상위)에서부터 쭉 내려와 **꼬리뼈**에 이르기까지
  척추의 길이를 위쪽에서부터 관찰해 본다.
- 목의 전방으로의 자연스러운 곡선, 등 윗부분의 후방으로의 곡선,
  허리 부분의 전방으로의 곡선, 그리고 척추 맨 아래 부분에 있는 천
  골의 후방으로의 곡선까지, 척추의 자연스러운 곡선을 관찰한다.
- 팔이 몸통에 어떻게 연결되어 있는지 관찰한다.
- 다리가 고관절에 어떻게 연결되어 있는지 관찰한다.
- 손과 다리가 어떻게 구성되어 있는지 관찰한다.
- 이 우아한 구조가 공간을 움직이는 것을 상상해 본다.
- 이 구조가 걷고, 서고, 앉고, 구부리고, 뻗고, 뛰어오르고, 달리고, 무
  거운 것을 들어 올리고, 요가와 필라테스를 하는 것을 상상해 본다.
- 이 구조가 노래하고 춤추는 것을 마음속에 그려 본다.
- 자신이 연습하거나 취하고 싶은 자세를 묘사한 그림을 찾아본다. 스
  스로 그림과 같은 자세를 취해 본다.
- 그 자세를 유지하고, 그 자세에서 편해지기 위해 무엇이 필요한지
  살펴본다.
- 다른 자세를 찾아서 취해 본다.
- 자신의 피부 아래 있는 구조(뼈와 근육들)를 상상하며 집 안을 걷고,

다른 활동들을 해본다. 마음의 눈으로 이러한 활동을 하는 구조를 살펴본다.

척추 따라가기 _ 연습 68

- 개, 고양이나 말의 움직임을 관찰해 본다. 머리가 어떻게 리드(lead) 하고 몸이 따라가는지 쉽게 볼 수 있을 것이다. 사족보행을 하는 동물들과 인간이 약간 다르긴 하지만, 그 움직임은 인간에게서도 마찬가지다. 앞과 위로 향하는 머리는 척추가 길어지고 넓어지도록 해준다. 그러면 다리는 우리를 앞쪽 공간으로 이동시킨다. 이 연습을 파트너와 해보자.
- 파트너의 뒤쪽에 선다. 파트너의 목 바로 아래의 척추 양옆으로 손가락 하나씩을 댄다.
- 충분한 시간을 가지고 손가락으로 파트너의 척추를 따라간다. 척추의 모양을 느껴 본다. 파트너의 목에서부터 등 윗부분, 중간 부분, 아랫부분을 통해 꼬리뼈까지 타고 내려온다.
- 그리고 두 손가락으로 다시 위쪽으로 올라간다.
- 척추가 우리 몸의 중심부에 있음을 감각할 수 있는지 확인해 본다.
- 이번에는 파트너가 당신의 척추를 따라가도록 한다.
- 파트너가 두 손가락으로 당신의 척추를 짚어 내려갈 때 척추 뼈가 각각 어떻게 느껴지는가? 대부분 우리 몸의 이 중요한 부분에 대해 생각하는 시간을 갖지 않는다.
- 파트너가 당신의 척추에 손을 댄 채 방을 걸어 본다.
- 움직이면서 자신의 척추가 무엇을 하는지 계속 의식해 본다.
- 앉은 자세에서 머리가 두 다리 사이에 위치할 때까지 앞쪽으로 몸을 구부린다. 파트너는 당신의 척추에 그대로 계속 손을 올려놓는다. 이 과정은 자신이 움직이는 동안 척추가 무엇을 하고 있는지 느

끼일 수 있도록 도와줄 것이다.

● 복근을 이용해 등을 받치며 몸을 둥글게 말고 있는 동안 척추가 무엇을 하는지 의식한다.

● 좌우측으로 각각 스트레칭을 한다. 척추에 대한 의식을 확장시키기 위해 파트너가 척추에 손을 올려놓게 한다.

● 파트너도 앞서 한 세 가지 동작(걷기, 구부리기, 측면 스트레칭)을 똑같이 해본다.

심리적 몸짓 _ 연습 69

이것은 연기 교사인 미카엘 체홉(Michael Chekhov, 1891-1955: 20세기 최고의 연기자이자 연기 지도자)이 만든 고전적인 연습에 대한 나의 해석이다. 처음에는 이 연습이 다소 어색하게 느껴지더라도 계속해 보길 바란다. 어떤 연기자들에게는 꽤 '연극적'으로 느껴질지 모른다. 하지만 이 연습에 전념하고 확실히 수행해 낸다면 매우 유용할 것이고, 그 효과는 근원적인 것이다.

● 작업할 역할을 선택한다.
● 그 역할을 마음속에 그려 본다. 역할에 관해 알고 있거나 탐구한 어떤 것이든 좋다.
● 역할에 대해 영감을 주는 시각적 이미지들을 찾아본다. 잡지나 인터넷을 참고해도 된다.
● 그 이미지란 사람이나 동물 또는 추상적인 것일 수도 있다.
● 그 이미지들의 어떤 측면이 끌이당겼는기?
● 그 이미지들의 어떤 측면이 역할과 연관되어 있는가?
● 당신의 역할은 누구인가? 그가 원하는 것은 무엇인가?

- 그는 어디에 사는가? 직업은 무엇인가? 다른 인물들과의 관계는 어떠한가? 어떤 이야기를 가지고 있는가?
- 자신의 몸·마음은 그의 몸·마음과 어떻게 닮았나? 예를 들어 그가 악당일 경우 자신과 연관된 것이 무엇인가?
- 자신이 시각화한 그의 몸은 어떠한가? 옷차림은 어떠한가? 움직임은 어떠한가?
- 그가 걷고, 앉고, 서는 것이 어떻게 보이는가? 어째서 그가 그렇게 움직이는가?
- 그의 움직임의 전반적인 '에너지'는 무엇이라고 생각하는가?
- 다른 사람들은 그와 그의 몸짓 언어에 대해 어떻게 반응하는가? 그는 다른 이들을 끌어당기는 편인가, 유혹하는 편인가, 아니면 쫓아버리는 편인가? 혹은 이 모든 것들을 다 하는가?
- 일어나서 이 모든 것들을 바탕으로 그가 어떻게 움직일지 탐구해 본다. 만약 어떤 것이 적절하게 느껴지지 않을지라도 괜찮다. 다른 것을 시도해 보면 된다.
- 어떤 움직임이나 몸짓이 적절하다고 생각되면 자신에게 유기적으로 느껴질 때까지 이 동작을 몇 차례 반복한다.
- 도움이 된다면, 동작을 하면서 음악을 들어 본다. 자신의 상상을 자극하는 것이라면 무엇이든 좋다.
- 그의 움직임을 다양한 속도로 시도해 본다. 그리고 다양한 의도를 가지고도 시도해 본다. 심지어 그것이 '잘못된' 것일지라도 그 역할에 대해 무언가를 배우게 될 것이다.
- 그는 어떻게 말을 하는가? 그의 방식대로 무언가를 소리 내어 읽어 본다
- 자신의 목소리와 무엇이 유사하고, 무엇이 다른지를 탐구해 본다. 그는 어디 출신인가? 언제 태어났는가? 가족은 몇 명이나 있는가? 그는 자기 말을 전달하기 위해 싸우다시피 하는가?
- 그를 '상징'하는 단 하나의 몸짓을 마음속에 그려 본다. 이는 미묘하거나 크거나 심지어 과장된 것일 수도 있다. 그를 요약해 주는 몸짓

이라면 무엇이든 좋다.

- 그 몸짓을 해본다. 이것이 자신에게 진실되게 느껴지지 않는다면 다시 한 번 해보거나 다른 몸짓을 시도해 본다.
- 그의 모든 것을 요약해 주는 어떤 것을 발견할 때까지 실험해 본다.
- 이 역할에 대해 작업하는 동안 그 몸짓을 반복할 수 있다. 그것은 그 역할의 중심부로 인도할 것이다.

음악 _ 연습 70

우리는 음악이 얼마나 큰 영향을 미칠 수 있는지 알고 있다. 이 연습은 자신을 몸과 머리로부터 벗어나게 하는 데 도움이 된다. 나의 몇 가지 제안은 의외로 어려울 것이고, 특히 음악을 역행하는 움직임을 요구할 때 더할 것이다. 이 연습은 결코 '완벽하게' 하려 하거나 '잘하는' 것이 아닌, 내면의 자유를 찾아가는 것이다. 만약 음악이 장면에 도움을 주는 정서적인 상태 혹은 힘을 촉진시킨다면, 장면에 들어가기에 앞서 음악을 듣는 것이 유용하다는 것을 알게 될 것이다.

- 스트라빈스키(Igor Stravinsky, 1882~1971: 러시아 출신의 미국 작곡가, 20세기가 낳은 가장 위대한 작곡가로 불린다.)의 〈봄의 제전(The Rite of Spring)〉(1913년 초연된 스트라빈스키의 3대 발레 음악 가운데 하나로, 태양신에게 처녀를 산 제물로 바치는 태고의 의식을 무용으로 표현)을 활용해 보자.
  - 음악에 맞춰 발을 구른다.
  - 의도적으로 음악에 맞지 않게 발을 굴러 본다.
  - 바닥에 배를 대고 손과 다리를 사용하여 기어 본다.
  - 바닥에 배를 대고 다리만을 사용하여 앞으로 기어 본다.

– 방의 가장자리를 돌아다니면서 걸어 본다.

– 스타카토의 리듬에 맞춰 2분가량의 민첩한 안무를 만들어 본다.

● 차이코프스키(Pyotr Ilyich Tchaikovsky, 1840~1893: 러시아의 음악과 유럽 음악을 절충한 러시아의 가장 위대한 낭만파 음악가로 꼽힌다.)의 〈백조의 호수(Swan Lake)〉(1877년 초연되었고, 〈호두까기 인형〉, 〈잠자는 숲 속의 미녀〉와 더불어 차이코프스키의 3대 발레음악으로 손꼽힌다.)를 활용해 보자.

– 음악에 맞춰 선반 위에 놓여 있던 물건을 꺼내 본다.

– 음악에 맞춰 바닥에 놓여 있던 종이 더미를 집어 본다.

– 사람들 앞에서 한 걸음 걸어 본다.

– 그 시간의 절반만큼 리듬에 맞춰 뒤로 걸어 본다.

– 그대로 서 있는 상태에서 음악에 맞춰 팔을 움직여 본다.

– 음악에 맞춰 움직이고 싶은 대로 몸이 움직이는 것을 허용하면서 설거지를 해본다.

● 최신 댄스곡의 음악을 활용해 보자.

– 움직이지 않고 그대로 선다.

– 음악에 맞춰 줄넘기를 한다(줄이 없다면 줄넘기를 하는 흉내를 내도 좋다).

– 음악에 맞춰 움직이는 것을 허용하며 컴퓨터 타이핑을 해본다.

– 한 음악이 연주되는 동안 다른 노래를 부르려고 노력해 본다.

– 마치 클럽에 있는 것처럼 음악에 맞춰 춤을 춰 본다.

– 의도적으로 어긋난 박자로 행진해 본다.

템포 – 리듬 _ 연습 71

연기하는 캐릭터와 많은 공통점을 가지고 있겠지만 그들과는 다른 템포 혹은 리듬을 가지고 있을 수 있다. 따라서 그들은 자신과는 다소 다르게 관객들에게 나타날 수 있다. 스타니슬랍스키는 리듬을 그 자체로써 외부로 드러나는 내적 수준의 강도라고 불렀다. 이 연습은 그러한 영역을 탐험할 수 있는 하나의 방법이다.

- 평소대로 걸어 본다.
- 걷는 동안 무엇을 하는지 주의해 본다.
- 이제 빠르게 걸어 본다. 이 움직임에서는 무엇을 하는지 주의해 본다.
- 천천히 걸어 본다. 몸이 그 움직임에 어떻게 적응하는지 알아차려 본다.
- 이제 중간 속도로 걸어 본다. 자신의 지시에 몸이 어떻게 반응하는지 살펴본다.
- 자신이 원하는 대로, 앞서 말한 3가지의 속도를 바꿔서 시도해 본다.
- 3가지 속도로 다시 걷되, 각 속도를 위한 동기를 찾아본다. 예를 들어, 오디션에 늦었기 때문에 빠른 속도로 걷는 것일 수 있다.
- 중간 속도로 걷는 동기를 찾아본다. 예를 들어, 재판의 증인으로 불려서 법정으로 걸어가는 중일 수 있다.
- 느린 속도로 걷는 동기를 찾아본다. 추도 의식에 참석하기 위해 교회에 가는 길일 수 있다.
- 이 연습을 파트너와 함께 한다. 같이 걷되 대비되는 템포와 리듬을 선택해 본다. 파트너의 선택을 따라하지 않도록 주의한다.
- 몇 번 더 이 연습을 해본다. 둘 중 한 명이 리더가 된다. 다시 각각의 목적에 맞춰 대비되는 템포와 리듬을 선택하되, 이번에는 파트너의 선택에 영향을 받도록 스스로에게 허용해 본다. 파트너의 템포-리듬에 맞춰 본다.
- 역할을 바꿔 당신이 리더가 되어 파트너가 영향을 받도록 해본다.

몸의 다른 중심을 사용하기 _ 연습 72

이 연습을 파트너 혹은 그룹과 함께 시도한다. 이 연습을 진행하는 동안 다른 사람이 어떻게 변화하는지 볼 수 있고, 자신이 무엇을 하는지에 대한 피드백을 받을 수 있다. 만약 혼자 연습을 할 거라면 자신을 녹화하기 위해 카메라를 사용할 수 있다. 비록 이것이 일차적으로는 '외적인' 연습으로 보이겠지만, 놀랍게도 자신의 선택들이 자연스럽게 강한 정서적 반응을 유발하게 될 것이다.

- 몸의 '중심'을 선택해 본다. 예를 들면, 가슴이 될 수 있다. 그 부위가 마음의 기초가 되게 하고 움직임을 이끌도록 한다. 따라서 걸을 때 가슴이 먼저 앞으로 향할 수 있다.
- 걷기, 앉기, 서기, 뛰기, 바닥에서 물건 줍기, 큰 소리로 읽기, 기타 등등의 행동을 시도해 본다. 그래서 그 중심이 움직임에 어떤 영향을 미치는지 본다. 자신의 선택에 대해 솔직하게 반응하도록 허용한다.
- 한 번 더 시도해 본다. 이번에는 이러한 것들을 매우 섬세하게 지속해 본다. 밖으로 많이 드러나지 않았어도 자신이 알고 있는 내면의 현상을 계속해서 간직해 본다.
- 이 의도가 자신에게 어떤 영향을 미치는지 본다.
- 자신에게서 파트너가 무엇을 보았는지 들어 본다. 또는 자신을 촬영한 비디오를 본다.
- 다른 사람과 작업하고 있다면 역할을 바꿔서 해본다.
- 몇 차례 이 연습을 해본다. 다양한 부위를 중심으로 사용해 본다. 가슴, 목, 오른쪽 어깨, 기타 등등.
- 각기 다른 중심에 따라 자신이 어떻게 다르게 행동하는지 의식해 본다.

- 의도적으로 중심을 부각했을 때, 그리고 중심을 내부적으로 미묘하게 유지했을 때, 어떤 영향을 미치는지 의식해 본다.
- '정서적인 중심'이라는 개념을 몸의 다양한 부위에 적용해 본다. 자신의 정서 대부분이 머무르는 몸의 부위를 고르라는 의미다.
- 어디를 선택했는가? 몸에 정서의 중심을 두는 것은 어떤 기분인가?

그리스 비극 혹은 희극 _ 연습 73

현대적인 사실주의가 아닌 그리스 비극이나 희극과 같은 고전극으로 작업하는 것은 매우 도움이 된다. 이는 연기적 기능을 모든 차원에서 높여 준다. 이것을 통해 배운 것을 사실주의 작업에 반영할 수 있다.

- 그리스 비극 혹은 희극을 선택한다.
- 작업하고 싶은 역할을 선택한다.
- 역할의 상황이나 장면, 그 역할과 친숙해진다.
- 비극을 연기한다면, 인터넷으로 참사에 처한 사람들의 사진을 찾아본다. 비극과 상실의 극단적인 자세를 취하고 있는 사람들의 얼굴과 몸을 볼 수 있다. 어떤 자세를 기억하고 장면에 활용해 본다.
- 희극을 연기한다면, 역할이 처한 극단적인 상황을 똑같이 경험하고 있는 실제 사람을 촬영한 사진을 찾는다. 그 사람의 자세를 연구하고 기억한다.
- 장면을 연기한다. 그 상황에 온전히 자신을 던진다. 그리스 희극과 비극은 강렬하다. 인터넷에서 조사했던 것을 활용한다.
- 비록 자신이 격렬한 신체적 행동을 수행하거나 소리를 지르더라도, 목소리와 몸이 가능한 한 자유로울 수 있도록 한다. 이것은 그 장면을 '끝까지 갈 수 있도록' 도와줄 것이다.

값비싼 옷 _ 연습 74

이 연습은 내 친구에 대한 오마주다. 처음에는 그녀를 위해 발전시킨 것이었다. 나는 그녀가 굉장한 특권이 있는 역할을 연기하길 바랐다. 그 래서 몸에 굉장히 멋진 옷을 걸치고, 이러한 상황이 지속되는 것에 대한 본능적인 감각을 갖기를 바랐다. 그녀는 자신의 역할이 가장 좋은 집, 차, 휴가 등을 일생에 걸쳐 누리고 있다고 상상했다. 그녀는 이 연습을 좋아했다. 가장 친한 친구를 데려왔고 그들은 좋은 시간을 보냈다. 이 연습은 남자들에게도 적용될 수 있다.

- 가장 비싼 옷을 입는다.
- 가장 고가의 물건을 파는 상점을 방문한다. 원한다면 친구를 데려 간다.
- 드레스나 정장을 사기 위해 가장 고가의 물건들을 파는 백화점을 방문한다.
- 정말 좋아하지만 매우 비싸기 때문에 구매를 고려하지도 않았던 옷을 고른다.
- 드레싱 룸에 가서 그 옷을 입어 본다.
- 훌륭한 자재로 만들어진 전문가의 손길이 들어간 자신이 좋아하는 그 옷을 입은 기분은 어떠한가?
- 거울로 볼 때 어떤 기분이 드는가?
- 그 옷을 입은 채 앉고, 서고, 움직일 때 어떠한가?
- 자신이 그러한 옷을 아무 때나 구입할 수 있다고 상상해 본다. 상점에서 어떠한 물건이든 구입할 수 있다고 상상해 본다. 상점 전체를 매입할 수 있다고 상상해 본다.
- 원한다면 다른 옷을 입어 보자. 사치스러운 스웨터나 바지, 치마 등등.

- 그 옷을 전부 반납한다.
- 다른 고급 상점에 가서 이를 반복한다. 가능하다면 오후 반나절 동안 계속한다. 당신은 어쩌면 좋은 옷을 입은 상태에서 좋은 곳에 술이나 커피를 마시러 갈 수도 있다.

다양한 역할 _ 연습 75

이 연습은 우스꽝스러워지려고 만들어졌다. 실수나 좋지 못한 연기적 선택을 하는 것을 두려워하기보다 포용하고 받아들이는 것이다. 파트너와 함께 이 연습을 한다면 서로를 능가하려고 시도해 본다. 이 연습은 용기를 가질 수 있도록 도와줄 것이다. 또한 위험을 감수하게 하고 심지어 실패하고 충돌하는 것까지 격려한다. 이것은 가치가 있다. 이 탐색은 놀라우리만큼 신선하고 유용한 무언가를 찾게 될지도 모른다.

- 독백이나 짧은 대사 하나를 고른다.
- 그것을 여러 가지 다른 방식과 다른 속도, 다른 분위기, 다른 억양, 다른 나이대로 해본다.
- 부패한 정치인으로서 연기해 본다.
- 실력 없는 오페라 가수로서 연기해 본다.
- 서커스의 광대로서 연기해 본다.
- 트럭 운전사로서 연기해 본다.
- 카우보이로서 연기해 본다.
- 스탠드-업 코미디언으로서 연기해 본다.
- 그 외에도 자신이 생각하는 다른 역할로서 연기해 본다.
- 이 역할에서 저 역할로 왔다 갔다 해본다. 희미한 변화를 이어가 본다.

8장

의식적으로 타인 모방하기

이전 장에서 무대와 스크린에서 시선을 끄는 연기를 할 때 배우로서 가장 강력한 도구인 상상력과 창의력에 어떻게 접근하는지를 살펴봤다. 몸·마음 모두에서 분명하고 구체적인 이미지를 만드는 것은 구상을 현실 세계로, 즉 연극이나 영화로 가져오는 독창적인 방법이다. 공상(아이들이 하는 가상놀이 같은)으로 시작하는 것은 먼저 마음속에 형태를 잡고 그 다음에 근육, 뼈, 호흡, 목소리, 감정, 노고를 통해 실제로 그것을 자신 안으로 가져온다. 이것이 창의적 과정이다.

이번 장에서 자신의 호흡, 목소리, 움직임, 생각, 감정을 사용하는 모든 방법과 이 모든 것을 함께 혼합하여 자발적이고 통합된 완전체로서의 배우가 되도록 돕는 방법을 살펴볼 것이다. 그리고 타인을 모방하고 관찰하는 필수적인 테크닉을 다룰 것이다. 이것은 꼭 필요한 것이다. 연극이나 영화에서 자신의 행동이 진실되게 보이기 위해, 사람들이 왜 그렇게 느끼는지와 그 행동의 이유를 이해하기 위해, 그리고 연기에서 그 행동을 묘사하기 위해, 전문 관찰자가 되어야 하고 아마추어 심리학자가 되어야 한다.

타인 관찰하기 _ 연습 76

　항상 자신의 습관을 알아차리는 것보다 타인의 정신적 · 신체적 습관을 알아차리는 것이 더 쉽다. 그러나 다른 사람들과 그들의 습관을 관찰하는 것을 통해서 자신의 습관을 더 잘 관찰하게 될 것이다. 특히 사람들이 머리를 척추 최상위에서 어떻게 균형을 이루는지 주의를 기울인다. 사람들이 언제 목을 젖혀 목과 몸통을 누르는지 알아차려 본다. 아이들과 동물들의 자연스러운 편안함을 모방하는 것이 가능한지 시도해 본다. 이것이 자신의 연기에서 찾아야 할 것들이다.

- 혼잡한 장소에 앉는다. 아마 쇼핑몰이나 출퇴근 시간 및 점심시간의 붐비는 모퉁이가 될 것이다.
- 사람들이 지나칠 때 그들을 관찰한다. 그들은 몸으로 무엇을 하는가? 걸어갈 때 그들은 앞이나 뒤로 기울이는가? 목을 앞으로 내밀고 있는 것이 보이는가? 허리가 휘었는가? 팔은 어떻게 흔드는가? 걸음은 어떤가? 물건을 어떻게 들고 가는가? 그들이 어디로 가는지 추측할 수 있는가? 혹은 누구일지 추측할 수 있는가?
- 텔레비전을 볼 때 음소거 후 배우들의 몸짓 언어를 관찰한다. 그들은 머리, 목, 어깨를 어떻게 사용하는가? 배우들의 몸의 사용 방식에 대해 무엇을 알아차렸는가? 그들이 말하거나 몸짓으로 무언가를 가리킬 때 자신을 어떻게 사용하는가?
- 인터뷰하는 사람과 인터뷰받는 사람이 어떻게 자기 사용을 하는지 알기 위해 토크쇼를 시청해 본다. 그들은 서로를 향해 기울이는가, 떨어져 있는가? 그들은 몸짓을 어떻게 하는가? 몸은 편안해 보이는가? 대화할 때 그들의 얼굴에는 어떤 일이 일어나는가?
- 동물원에 가서 동물들을 관찰한다. 동물들이 움직일 때 머리가 몸 전체를 리드하는 것을 볼 수 있는가? 동물들의 움직임을 설명하기

위해 어떤 형용사를 사용할 것인가? 부드러운, 급격히 움직이는, 혹은 예측할 수 없는? 감정적일 때 동물들은 어떻게 움직이는가? 자신은 어떤 동물을 흉내 내고 싶은가? 그 동물의 움직임으로부터 무엇을 배울 수 있는가?

- 길가나 쇼핑몰에서 어린아이들을 살펴본다. 특히 6세 이하의 어린이들은 선천적으로 우아하고 물 흐르듯 움직인다. 아이들의 머리가 어떻게 균형을 이루는지와 그들이 하나의 완전한 단일체로 몸을 어떻게 움직이는지에 주목한다. 자연스러움과 긴장하지 않음을 살펴본다. 자신이 그 나이였을 때를 기억할 수 있는가? 그 당시의 움직임은 어떠했는가?

타인의 호흡 관찰하기 _ 연습 77

관찰하는 연습을 할 때 움직임, 몸짓 언어, 호흡, 화법에서 미묘한 것들을 알아차리게 될 것이다. 어쩌면 관찰하는 사람과 자신이 비슷한 습관을 갖고 있다는 것을 알게 될 수도 있다.

- 텔레비전에서 뉴스 앵커를 관찰한다.
- 그들은 말하면서 일반적으로 몸을 어떻게 사용하는가?
- 그들은 종이나 모니터를 보며 읽는 것을 어떻게 처리하는가?
- 그들의 호흡에서 무슨 일이 일어나는지 알아차릴 수 있는가?
- 얼굴, 턱, 이마, 목에서 어떤 긴장감이 보이는가? 어깨와 몸통은 어떠한가?
- 긴장감을 보인다면, 이것이 그들의 목소리에 어떤 영향을 준다고 생각하는가?
- 배우, 가수, 정치인들의 영상을 본다.

- 그들이 말하고 움직일 때 전반적으로 어떤 느낌을 받는가? 그들은 자기 사용을 어떻게 하는가?
- 그들의 호흡에서 무엇을 알아차렸는가?
- 그것은 몸, 특히 머리, 목, 어깨, 몸통에서 일어나는 것과 어떻게 연결되어 있는가?
- 이는 그들의 목소리, 톤, 그리고 말투에 어떻게 영향을 미치는가?
- 자신의 몸·마음 일기에 기록한다.
- 이런 관찰이 자신의 호흡과 어떤 관련이 있는가?

올바른 자기 사용 관찰하기 _ 연습 78

이 연습은 교육적일 뿐만 아니라 굉장히 재미있을 것이다. 잠깐의 시간을 들여 배우, 가수, 무용수, 운동선수 등 자신과 관련된 사람을 찾는다. 각각의 동영상에서 그들을 관찰하는 시간을 갖는다. 그들의 움직임과 존재 방식이 자신에게 스며들게 한다. 배움의 일부는 의식적일 것이고, 일부는 무의식적일 것이다. 할 수 있는 무엇이든 분석해 본다. 도움이 된다고 여겨지는 것을 모방해 본다. 관찰한 사람의 몸과 자신의 몸이 비록 다를지라도 거기에 적응해 본다. 관찰한 그들의 활동들뿐만 아니라, 그들의 일상에서 그들처럼 움직이고 느끼는 것이 어떤 것인지 상상해 본다.

- 자신이 동경하는 배우나 운동선수의 영상을 찾아본다.
- 그 사람의 움직임을 기록한다. 그 사람이 움직이는 방식에 대한 느낌은 어떠한가? 그 움직임을 설명하기 위해 어떤 형용사를 사용할 것인가?
- 그 사람의 머리와 목 사이의 관계는 어떤가? 자신이 본 균형을 어떻게 묘사할 것인가?

- 그 사람의 머리의 균형은 몸의 나머지 부분과 어떻게 연관되어 있고, 몸의 움직임과는 어떻게 연관되어 있는가?
- 영상에서 한 장면을 정한다. 그 장면에서 하나의 특정한 움직임을 어떻게 해내는지 본다. 몸의 특정 부위가 아닌 전체로서의 몸이 어떻게 움직이는지 본다.
- 자신이 모방하고 싶은 움직임의 간단한 부분을 선택한다. 팔을 들어 올리는 간단한 것일 수도 있다. 팔을 평소처럼 들어 올린다. 이제 관찰한 사람의 움직임을 모방할 수 있는지 시도해 본다.
- 디렉션을 준다. 내 목이 자유롭고 머리가 앞과 위로 향하고 척추가 길어지고 넓어지게 두고, 움직임을 탐구할 때 호흡을 편안하게 두면 어떤 일이 일어나는지 관찰한다.

거리의 행인 모방하기 _ 연습 79

이는 현실과 공상 속의 다른 사람들을 알게 해줄 매우 효과적인 방법이다. 즉 그들이 누구인지, 어떻게 느끼고, 어디로 가고 있는지를 말이다. 이는 또한 역할의 정서적인 작업을 보완하는 훌륭한 방법이기도 하다.

- 이 연습을 할 수 있는 여유 있는 시간을 갖는다.
- 길에서 어떤 방식으로든 시선을 잡아끄는 사람을 찾는다.
- 그와 어느 정도 거리를 두고 따라가되 그가 관찰당한다는 것을 모르게 한다.
- 그를 전반적으로 관찰한다.
- 그런 후에 그가 자기 사용을 어떻게 하는지 관찰하기 시작한다.
- 그가 걸어갈 때 머리와 목, 몸통과의 관계에 주목한다. 머리는 목을 누르고 있는가, 아니면 자연스럽게 길어진 척추와 함께 균형을 이

루고 있는가?

- 그의 팔다리는 편안하게 흔들리는가?
- 그의 엉덩이는 어떠한가? 편안하게 움직이는가 아니면 고정되어 있는가?
- 그는 평평한 발바닥으로 걷는가 또는 안짱다리로 걷는가?
- 어떤 가방을 들고 가는가, 그 가방은 얼마나 무거워 보이는가?
- 그의 움직임과 걷는 방식에서 전반적인 그의 감정 상태를 알 수 있는가? 어떤 것 같은가?
- 그의 걸음을 '따라 하기' 시작한다.
- 그와 '동일하게' 할 수 있는지 살펴본다. 그의 움직임뿐만 아니라 그의 에너지도 이해한다.
- 그의 감정도 반영할 수 있는가?
- 그가 어디로 걸어간다고 생각하는가, 그리고 그것이 그의 움직임에 어떻게 영향을 주는가?
- '그가 되는 것'은 어떤 느낌인가?

동료 모방하기 _ 연습 80

동료를 모방하는 것은 길거리에서 타인을 모방하는 것과는 다르다. 동료에 대해 의식적이고 무의식적인 정보를 더 많이 갖고 있기 때문이다. 동료를 모방할 때 이 정보들과 함께한다. 움직임이 자신이 느끼는 방식을 어떻게 바꾸는지는 매우 흥미롭다. 신체적 행동을 모방하는 것은 구체적인 감정적 반응을 야기할 것이다. 그리고 자신을 모방하는 동료들을 볼 때 자의식이 강하게 들 수도 있겠지만, 그것은 자신의 행동을 분명하게 알게 한다. 우리는 자신이 알지 못한 채 하는 것들이 매우 많다.

- 이 연습은 그룹으로 한다.
- 원으로 선다.
- 그룹 중 한 명(A)이 원의 중심이 된다.
- A는 걷는 것에 대해 생각하지 않고, 평소처럼 걷는다.
- 어떻게 움직이는지 면밀히 관찰한다.
- A의 머리는 척추 최상위에서 어떻게 균형을 이루고 있는가? 머리가 젖혀져 목을 누르는가? 혹은 한쪽으로 기울이는가? 목을 앞으로 내밀고 있는가?
- 구부정한가? 아니면 군대식으로 걷는가? 바르게 보이지만 경직되어 있거나 어딘가 어색한가?
- 팔은 편안하게 흔드는가? 엉덩이는 움직이는가?
- 발을 무겁게 내딛는가? 한 발을 다른 발보다 더 세게 내딛는가?
- 안짱다리인가, 또는 팔자걸음인가?
- A의 전반적인 '에너지'를 어떻게 묘사할 것인가?
- 이제 그룹의 모든 사람들이 A의 걸음걸이를 따라한다. 원에서 A를 따른다. A의 걸음을 판단하지 않고, 그저 따라하고 모방한다.
- A의 움직임, 에너지, 스타일을 반영한다.
- 하나의 완전체로서 A의 머리부터 발끝까지 관찰하고 자신에게 적용한다.
- 자신의 몸에서 A의 걸음은 어떻게 느껴지는가?
- 처음에는 약간 부자연스럽게 느껴지질 수도 있지만 할수록 더 진짜처럼 느껴질 것이다.
- 각 사람들이 차례로 걷는다.
- 자신의 차례가 되면 평소처럼 걷는다.
- 그런 후에, 자신이 하고 있는 것을 바꾸지 않으면서 천천히 의식할 수 있는지 본다.
- 계속 움직이면서 다른 사람들을 살핀다. 자신의 걸음을 따라하는 사람들을 본다. 한꺼번에 여러 거울을 보는 것 같을 것이다. 자신이 알아차리지 못했거나 느끼지 못했거나, 단지 어렴풋이 알고 있었던 것

이 반영된 것을 볼 수 있을 것이다. 이는 진정한 자각이 될 수 있다.

동물 모방하기 _ 연습 81

이것은 전형적인 동물 연습을 변형한 것이다. 눈을 훈련하는 데 도움을 주고 매우 특정한 행동들을 하게 한다. 물론, 동물의 욕구와 필요는 원시적이고 개별적이다. 그것은 그들의 움직임을 통해 이루어진다. 이 테크닉의 일부를 공연에서 사용할 때, 그런 동일한 원시적이고 개별적인 특징이 자신의 움직임에서 보일 것이다.

- 자신이 흥미롭다고 생각한 동물의 영상을 찾는다. 같은 종류의 영상을 한 개 이상 찾을 수 있다면 훨씬 더 좋다.
- 그 영상을 시청한다. 여러 번 시청한다.
- 급하게 모방하려 하지 않는다. 먼저 정보를 수집한다.
- 먼저 자신에게 가장 쉬운 세부 사항부터 모방한다. 움직임의 박자나 속도, 움직임의 특징 혹은 어느 정도 자신과 관련된 기이한 특정 모습일 수도 있다.
- 그 동물의 전체성을 이해하는 것으로 시작한다. 어떻게 생각하고 기능하는 것처럼 보이는가?
- 그 동물은 머리와 목을 어떻게 사용하는가?
- 머리가 리드하고 몸이 따라가는 것을 알아챘는가?
- 몸통의 전반적인 조정력은 어떤가?
- 동물의 조정력과 자신의 조정력은 어떤 관련이 있는가? 비슷한가 아니면 다른가? 비슷하면서 다른가?
- 분석적으로 접근하지 말고 본능을 이용한다. 그 동물이 하는 것을 반영한다.

- 이 동물과 같이 움직이는 것은 신체적·감정적으로 어떤 느낌인가?
- 그 동물이 사람이었다면 어떠했을까? 그 사람에게 끌릴 것 같은가?
- 그 동물이 되어 그 동물의 서식지에 있다고 상상한다. '주의의 원'(160쪽 참조)에서 했던 활동을 일부 이용한다.
- 편안하게 서서 동물에서 동물의 특성을 일부 공유하고 있는 사람으로 변신한다. 동물로부터 영향을 받은 사람의 자세를 취한다.
- 그 사람으로서 움직이고 활동하는 것을 시작한다. 자신을 관찰하는 사람은 아마도 자신의 행동이 그 동물을 기초로 하고 있다는 것을 모를 것이다.
- 이 사람이 결혼했다고 상상할 수 있는가? 자녀가 있다고 상상할 수 있는가? 직업은 무엇일 수 있을까?
- 이 사람의 움직임과 마음 상태를 어떻게 설명할 것인가?

친구나 가족 모방하기 _ 연습 82

이 연습을 할 때, 친구나 가족이 그들을 통해 연습하거나 그들의 특징 중 일부를 기초로 한 성격을 자기화하는 것을 모르게 하는 것이 좋다. 그들을 불편하게 하거나 자의식을 강하게 만들거나 이용당한다고 느끼게 할 수 있다. 혼자만 알도록 한다. 언급하지 않는다면 무슨 일을 하고 있는지 그들은 모를 것이다. 또한 시각적인 단서로써 자신이 선택한 사람의 사진이나 비디오를 사용할 수도 있다.

- 친구나 가족을 관찰한다. 그들이 알아차리지 못하게 한다.
- 그 사람은 어떻게 서 있는가? 어떻게 걷는가? 전반적인 움직임은 어떠한가?
- 그 사람의 습관을 판단하지 않도록 한다. 가까운 사람일수록 특히

중요하다.

- 혼자 있을 때, 그 사람이 움직이는 것처럼 움직이기 시작한다.
- 그 사람이 하는 많은 일상의 움직임과 활동을 경험한다.
- 전에 본 적 없는 그 사람의 다른 활동을 선택해 본다. 그 사람은 그 행동을 어떻게 했을까?
- 그런 후에, 조금 엉뚱한 것을 선택하고 그것을 그 사람이 하는 것처럼 한다. 용과 싸운다. 성으로 돌진한다. 심야 토크쇼를 공연한다. 자신이 관찰한 사람이 어떻게 행동하는가?
- 몸 · 마음 일기에 기록한다.

혼합하기 _ 연습 83

이것은 배우들이 항상 무의식적으로 하는 것이다. 그러나 이 연습에서는 의식적으로 할 것을 제안한다. 연극 리허설 중이거나 영화를 찍기 시작할 때 마음은 그 프로젝트와 관련된 사람, 장소, 물건들을 끊임없이 생각해 내고 찾으려 애쓴다. 이 연습은 그것을 의도적으로 하는 방법이다.

- 자신이 연기할 역할을 선택한다.
- 그 역할을 '자기화'하는 데 도움이 될 사람을 생각한다.
- 가족, 친구, 동료, 길에서 본 사람 등과 같은 여러 소스로부터 일부 몸짓과 움직임의 특징을 취한다.
- 한 사람의 한 가지 면부터 시작한다. 예를 들면, 걸음걸이다.
- 그 한 가지 면에 자신감이 느껴지면 다른 사람의 또 다른 면을 추가한다.
- 편안하게 느껴질 때 다른 사람들의 다른 면들을 추가한다.

- 그것들을 한꺼번에 해보려고 시도한다.
- 어느 정도 잘해 내면 자신의 역할로서 다른 움직임을 시도한다.
- 이런 식으로 자기 사용을 하면서 대본을 읽는다.
- 자신의 역할처럼 돌아다니고, 몸짓하고, 행동해 본다.
- 원한다면 이런 식으로 자기 사용을 하다가 즉흥적으로 역할을 연기한다.
- 나중에 다른 일을 할 때 가끔씩 이 역할로 돌아올 수 있는데, 한 번에 몇 분 정도 그 역할을 따라하고 '시험해 볼 수 있다'. 마치 차를 시승하는 것과 같다. 이러한 작업을 통해 자신에게 적합한 방법을 찾을 수 있다.

무성 영화 _ 연습 84

때로 자기 자신으로부터 나와 완전히 다른 것을 시도하는 것은 좋은 생각이다. 크게 위험을 무릅쓰고 과장된 것을 하라. 왜 시도하지 않는가? 이는 내면의 어떤 것을 드러내는 데 도움을 줄 수 있고, 그렇게 찾은 것을 더 섬세하고 현대적인 작업에 적용할 수 있다. 무성 영화의 재미있는 점은 20세기 초의 연기 테크닉이 매우 달랐다는 것이다. 음향 장비가 없는 큰 극장에서의 연기 스타일에 기반을 둔 것이기 때문에 배우들의 연기하는 방식은 과장되곤 했다.

- 옛날 무성 영화에서 일부 장면을 본다.
- 마음에 드는 부분이나 끌리는 배우를 찾는다.
- 디렉션과 호흡을 통해 자신에게 주의를 둔다.
- 관찰하는 배우의 일부 특징을 자신이 받아들이도록 허용한다.
- 그 배우의 움직임, 몸짓, 감각 그리고 '스타일' 일부를 따라한다. 그

배우에게 이것은 **실제**다. 자신이 그것에 전념할 수 있는지, 자신에게도 실제가 되게 할 수 있는지를 알아본다.

- 이것이 어떤 느낌을 주는가? 우스꽝스러운가? 만약 그렇다면, 스스로를 판단하는 것을 멈출 수 있는지 알아본다.
- 어쩌면 생소한 것, 자신의 일상과 매우 다른 것을 모방함으로써 이상하게 편안해지는 것을 느낄 수도 있다.
- 이러한 경험을 통해 현대극을 연기함에 있어 유익하게 적용될 수 있는 무언가가 있는지 스스로에게 물어본다.

텔레비전 _ 연습 85

나는 뉴욕에 산다. 어디를 가든 '대범한' 사람들이 있다. 매주 길에서 극적인 것을 볼 때마다 '그것을 영화에서 보았다면 믿지 않을 것'이라고 생각할 정도다. 과장되거나 매우 극적으로 보이는 상황에서 현실성을 찾는 것은 흥미로운 연기 과제다. '캐릭터' 같아 보이는 사람의 내면에서 진짜 사람을 찾는 것은 그 역할을 풍성하게 만든다. '극단적인' 역할에 더 많은 것들을 제공할 수 있고 동시에 인간 본성에 대해 배운다.

- 텔레비전에서 마음에 드는 프로그램을 찾는다. 예를 들면, 리얼리티 쇼, 토크쇼, 노래 경연, 코미디 또는 드라마가 있다. 그 프로그램에서 어떤 식으로든 흥미를 끄는 한두 사람을 선택한다.
- 그들이 무엇을 어떻게 하는지 관찰한다. 어떻게 말하는지, 몸짓 언어는 어떤지, 어떻게 움직이는지, 그리고 '에너지'는 어떠한지 등을 말이다. 그들에 대한 전반적인 인상은 어떠한가?
- 그들 중 한 명이 '되어' 보자. 토크쇼의 진행자나 리얼리티 쇼의 참가자, 황금시간대에 하는 드라마에 나오는 변호사, 시골 출신 가수

지망생이 되는 것은 어떤지 알아본다.

- 특히 그 사람이 자신과 매우 다를지라도 그 **역할에 대해서 판단하지 않는다.** 그 사람의 현실을 연기한다.
- 그 사람의 움직임, 몸짓, 존재 방식을 찾는다.
- 대사를 찾아, 대사가 그 사람에게 어울리지 않다 하더라도 그 사람의 목소리로 대사를 읽어 본다. 그 사람이 읽는 것처럼 읽어 본다.
- 만약 그 사람이 평소라면 처하지 않을 상황에 처했다면 어떤 일이 일어날까? 예를 들어, 가수 참가자는 UN에서 연설을 해야 한다. 또는 리얼리티 쇼에 참가한 헤어 스타일리스트가 미국 대통령으로 선출된다. 그 사람은 무엇을 할까? 그 사람이 어떻게 행동할까? 자신의 상상력을 이용한다.

과거의 영화배우 _ 연습 86

이제는 과거의 영화배우가 될 기회다. 가능하다면, 동료들과 함께 연습하거나 그룹이라면 더 좋다. 다른 모든 테크닉을 탐구하는 데 도움이 될 것이다. 과거의 연기 스타일은 오늘날의 것과 매우 다르고, 당시 배우들은 그 시대와 스타일의 제약 안에서 현실적이 되려고 항상 노력했다는 것을 알아야 한다. 설득력 없어 보이기 위해 연기하는 배우는 없다. 또한 과장된 연기를 보는 것도 오늘날에는 흔치 않다. 악역, 달콤하고 약간은 속수무책인 여장부, 비행기도 띄우고 동물도 구조하고 마지막에는 악당을 잡는 멋지고 젊은 과학자를 연기해 볼 수 있다.

- 1920년대에서 1940년대 사이의 먼 옛날의 영화배우를 찾는다. 흥미를 끄는 사람을 선택한다.
- 원한다면 옛날 영화를 잘 아는 친구에게 당신을 보면 누가 떠오르

는지 묻는다.

- 그 배우의 영화를 본다. 그 배우를 연구한다.
- 그 배우가 무엇을 입었는지, 무엇이 그 배우에게 동기부여를 하는 것처럼 보이는지, 눈에 띄는 점은 무엇인지 관찰한다.
- 일단 그 배우에 대해 이해하게 되면 자신과 그 배우가 어우러지도록 허용한다.
- 두 사람 사이에 비슷할 수도 있는 것부터 시작한다. 키, 얼굴, 행동 방식, 감정에 대한 특정한 접근법 등이 있다. 그런 후에 조금 덜 친숙하다고 느끼는 것을 연습한다. 그 배우의 당당함, 우아함 혹은 아양을 떠는 성격일 수 있다.
- 자신이 '그곳에' 가는 것을 허용하고 즐긴다.
- 자신의 입장에서 볼 때 어떤 연기가 부족하거나 좋지 않더라도 끝까지 해본다. 자신이 그 시대의 스타일과 당당함에 어울리는지 알아본다.

현재의 배우 _ 연습 87

어떤 면에서 가장 도전적인 모방 연습일 것이다. 유명한 배우는 연습하기에 겁나는 대상이 될 수 있다. 완전히 정확한 모방을 하려고 걱정하지 않는다. 단지 그 배우를 연습의 대상으로 활용한다.

- 현재 유명한 연기자나 영화배우를 선택한다. 사람들이 자신과 어떤 방식으로든 닮았다고 말하는 사람이나, 자신이 연습하고 싶은 사람 중 한 명을 선택한다.
- 그 배우의 드라마나 영화를 찾아본다.
- 그 배우가 말하고, 걷고, 움직이고, 자신을 사용하는 방식을 연구한다. 그 배우는 주로 어떤 역을 연기하는가? 그 배우는 어떻게 생겼

는가? 어떤 종류의 영화에 출연하는가?

- 그 배우의 사진을 연구하고, 그 배우에 대해 전반적으로 이해하기 위해 인터뷰 기사를 읽는다.
- 그 배우가 템포와 리듬을 사용하는 경향은 어떠한가? 극 중 다른 역할과 어떻게 소통하는가? 그 배우의 역할들에 공통점이 있는가? 어떤 것들인가?
- 자신은 그 배우와 어떤 공통점이 있는가? 그 배우가 한 역할들과는?
- 차이점들은 어떤 것들이 있는가?
- 그 배우의 발성 습관과 호흡 패턴은 어떤 경향이 있는가?
- 그 배우의 단순한 것, 자신이 쉽게 할 수 있는 것부터 모방하기 시작한다.
- 자신이 알아차린, 따라할 수 있는 작은 행동들을 더한다.
- 도움이 된다면, 그 배우에게 '적합할' 것 같은 음악을 골라서 음악에 맞춰 연습한다.
- 영상의 몇 부분을 여러 번 돌려 보고, 그 간단한 부분들을 너무 걱정하지 말고 자신이 할 수 있는 만큼 모방한다.
- 비디오의 짧은 부분을 모아 결국에는 그 비디오의 최소 1분 정도를 모방할 수 있다.
- 가능하다면, 그 배우의 유명한 대사 여러 부분을 온라인에서 찾는다. '그 배우처럼' 그 대사를 읽는다.
- 유명한 영화에서 두 배우가 나오는 한 장면을 찾는다. 같이 연습할 동료를 구한다. 할 수 있는 한 최선을 다해 연습하고, 그 장면이 원래 연기되었던 그대로 모방하기 위해 노력한다. 이런 방식으로 연습하는 것이 어떤 감정을 자극하는지 알아본다.
- 그 배우의 모든 습관을 과장하면서 그 장면을 다시 연기한다.
- 같은 의도와 동기를 유지하되 정반대로 대사를 속삭이면서 그 장면을 다시 연기한다.
- 마지막으로 자신이 할 수 있는 한 현실감 있고 섬세하게 그 장면을 연기한다.

9 장

몸·마음을 활성화시키는
목소리와 움직임의 사용

우리는 몸 · 마음 · 감정의 존재다. 모든 것이 하나의 전체로서 함께 작용한다. 사람들은 자신을 '신체적', '정신적', '영적'인 서로 다른 카테고리로 분류하려고 시도한다. 이런 식으로 나누려고 시도할 때 우리는 스스로에게 해를 끼친다. 역할을 찾고 탐구하기 위해 몸과 목소리를 사용할 때 이 두 가지 측면(몸과 목소리)은 감정과 동시에 작용한다. 감정이 그것들과 분리되는 것은 불가능하다. 이것이 바로 뛰어나게 훌륭한 공연이 매우 만족스러운 이유다. '정신 · 몸 · 호흡 · 목소리 · 감정 · 다른 배우와 관객과의 연결', 이 모든 것이 하나의 전체로서 함께 작용하기 때문이다. 언어에는 존재하지 않기 때문에 나는 그것을 위한 하나의 문구를 만들어야 한다는 것을 알았다. 사람들은 기분 좋은 조깅이나 수영 후에 느끼는 것처럼, '우주와 하나되는 것'을 느끼는 것 같다고 말할지도 모른다. 엔도르핀이 몸속을 흐르고, 건강하고 몸매가 좋다고 느끼고, 몸속에 살아 있는 해방감을 느끼고, 모든 일이 잘 풀리고, 주위의 모든 것이 조화를 이룬다.

이렇게 생각해 보자. 노래할 때 몸에 대해 잊어야 하는가? 아마도 뮤지컬 〈위키드(Wiked)〉(그레고리 매과이어의 동명 소설이 원작이며, 고전 동화 〈오즈의 마법사〉의 배경과 인물을 딴 채 전혀 다른 이야기가 펼쳐진다. 뉴욕 브로드웨이 초연 이후

전 세계에 공연되고 있다.)의 고음을 부를 때는 잊지 않는 것이 좋을 것이다. 명상과 같은 '정신적인' 것을 할 때는 호흡하는 것을 잊는 것이 좋은 생각인가? 아니다. 사실 동양의 정신 수행에서 요구하는 첫 번째는 호흡에 대해 생각하는 것이다. 레어티스(오필리아의 오빠)와 햄릿의 칼싸움과 같은 명백히 '신체적인' 것을 할 때 배우는 자신의 감정을 잊어야 하는가? 아마도 아닐 것이다. 감정은 싸움의 동기이기 때문이다. 자신의 모든 면을 최대한 많이 기억하도록 노력하는 것이 최선일 것이다.

다음에 나오는 연습은 호흡·목소리·움직임과 관련된 것으로 '외적인' 연습이 아니다. 자신이 누구인지, 자신이 연기하는 역할에 무엇을 부여할 것인지에 대해 필수적인 것들이다. 때로 자신의 목소리나 말투, 호흡, 움직이는 방식, 몸짓에서 소리나 리듬을 발견하는 것은 역할에 대한 심리적 통찰로 이어질 수 있다. 왜 저 사람은 저런 식으로 걷는가? 왜 사람들이 만질 때 그는 떨어져 있으려 하는가? 사람들이 예쁘다고 말할 때 그는 왜 아래를 내려다보는가? 이런 것들은 역할이 지닌 행동의 일부분이고, 인간의 행동에 대한 가장 솔직한 부분이다. 사람들은 종종 어떤 이유로든 진실을 말하는 것이 꺼려진다고 말한다. 그들은 어떤 것들이 사실로 보이길 원하지만, 몸은 절대 거짓말을 못한다. 몸의 언어라는 것이 있다. 어떻게 서 있는지, 어떻게 움직이는지, 어떤 몸짓을 하는지, 다른 사람들을 어떻게 만지는지, 언제 홀로 있고 싶어 하는지, 이 모든 것들이 자신에 대해 부정할 수 없는 것들을 말해 준다.

이 연습은 생각하는 습관에도 새로운 이해를 가져다 줄 것이다. 연극과 영화 세계에서 때로는 '생각'이 부당한 평가를 받는다. 많은 감독들과 다른 사람들이 배우에게 "너무 많이 생각하지 말아요", "당신은 생각에 사로잡혀 있어요", "그만 생각하고 멍청한 사람인 척해요"라고 말하는 것을 듣는다. 그들이 하는 말의 의미를 나도 알고 있다. 지나치게 합리성을 추구하거나 심사숙고하거나 강박적으로 걱정하는 것을 바라지 않는다. 그런 건 연기에 도움이 되지 않는다. 그러나 내가 '생각'이라는 말을 사용할 때 나는 다른 방식으로의 '생각'을 의미한다. '생각'함으로써 나는 간결하고 분명한 의도를 말한다. "가능한 최선의 방법으로 몸·마음·감정을 모두 사용하여 내가 할 수 있는 가장 최선의 연기를 하고 싶다. 이것이 내가 원하는 것이다" 또는 "나는 편하게 호흡하고 싶고, 내 자신을 잘 사용하고 싶고, 놓아주고 싶다". 다른 방식으로의 생각은 이렇게 간단해질 수 있다.

파트 1: 누워서 하는 훈련

스스로를 허밍하기 _ 연습 88

이 연습은 노래하는 것과 관련된 것도 '음색을 유지하기 위한 것'도 아니다. 내면에 있는 것을 세상 밖으로 해소하고 놓아주는 것이다. 나는 이 연습을 '스스로를 허밍하기(humming yourself)'라고 부르는데, 한 음을 허밍하는 것 그 이상이라고 생각하기 때문이다. 목소리는 지극히 개인적이다. 누구도 똑같은 목소리를 갖고 있지 않다. 자신 안에서 만들어지는 소리인 허밍은 열려 있는 발성을 위해 스스로를 열어 주고 릴리즈해 주는 준비일 뿐만 아니라, 자신을 드러내고 세상 밖으로 나오게 한다. 걱정하지 않으며 소리를 조정하려 하지 않는 것이 중요하다. 때로 사람들은 '나는 노래할 거야'라고 생각할 때, 긴장하고 '소리를 만들어 내려는' 모든 행동을 한다. 그 어떤 것도 할 필요가 없다. 과감하고 매우 단순하게 한다. 몸이 진동하는 것에 주의를 두고, 자신의 선율에 계속 연결되어 있는다. 과정은 동일하다. 허밍할 때와 조금도 다르지 않다. 차이점은 단지 입을 연다는 것뿐이다. 이는 시작을 분명하게 한다. 이 연습을 '시도'하는 대신에 '허용'함으로써 때로 벌거벗은 느낌일 수도 있다. 진정한 자아가 들리도록 스스로를 허용할 수 있다.

- 세미수파인 자세로 눕는다. 책 한 권을 머리 밑에 둔다. 무릎을 구부리거나 의자 위에 올려 둔다. 손은 흉곽 하부 위에 둔다.
- 디렉션을 준다.
- 촛불 불기를 세 번 한다.
- '위스퍼 하~'를 세 번 한다.
- 자신의 목소리 음역에서 중간쯤으로 허밍한다.
- 허밍을 가볍고 편안하게 유지한다.
- 얼굴, 이마와 코 주변, 광대, 턱이 진동하는 것을 느낀다. 원한다면 손을 이용하여 느껴 본다.
- 조금 높은 음을 잡는다. 그 음으로 가볍고 편안하게 허밍한다.
- 계속해서 얼굴에서 진동을 느낀다. 또한 가슴에서 진동을 느낀다.
- 가볍게 허밍할 더 높은 음을 잡는다.
- 얼굴, 가슴, 흉곽, 등에서 진동을 느낀다. 몸 전체가 자연스럽게 공명하는 하나의 공간이라는 것을 기억한다. '일부러 진동이 일어나게' 할 필요가 없다.
- 자신의 음역에서 허밍할 더 낮은 음을 잡는다.
- 얼굴과 가슴, 등, 흉곽의 진동을 느낀다. 혹시 팔이나 다리, 손, 발까지 작은 진동을 느낄 수 있는지 관찰해 본다.
- 자신의 음역에서 더 낮은 음으로 허밍한다. 이번에는 조금 더 크게 한다. 그러나 어떤 것도 밀어붙일 필요는 없다. 단지 더 크게 허밍한다는 생각이 그것을 일어나게 할 것이다.

- 다시 자신의 음역에서 중간 음으로 허밍한다. 조금 크게 한다.
- 허밍 중간에 '아'라고 소리 내기 쉽게 입을 벌린다.
- **소리가 어떻게 날지에 대해서는 걱정하지 말고** 그저 소리가 나오게 한다.
- 중간 음으로 반복한다. 허밍하고, '아'라고 열면서 소리 낸다.
- 세 번째인 이번에는 조금 더 크게 한다. 소리에 대해 걱정하지 말 것을 기억한다.
- 잠시 멈추고 조용하게 호흡한다.
- 얼굴, 가슴, 그리고 온몸에서 진동의 여운을 느낄 수 있는지 관찰해 본다.
- 중간 음역으로 허밍하고, 더 큰 소리로 '아' 소리를 낸다(그러나 억지로 하지 않는다). 어떤 소리가 나는지 걱정하지 말 것을 명심한다. 목소리가 갈라지거나 끊어지거나 귀에 거슬리더라도 신경 쓰지 않는다. 이는 일시적이다. 목소리는 그 자체로 훈련될 것이다.
- 한 번에 한 음씩, 계속해서 음을 높인다. 분명하게 '아' 하고 열며 허밍한다. 그리고 나서 같은 방법으로 음을 낮춘다.

챈팅 _ 연습 89

속삭이거나 허밍하는 것과 노래하거나 말하는 것의 중간 과정인 챈팅(chanting)은 수도승이 아니라면 거의 하지 않는 것이다. 이것이 훈련으로써 유익한 이유다. 자주 하는 것이 아니기에 이것과 관련된 습관이 거의 없기 때문이다. 챈팅은 또한 '안전하다'는 느낌을 주고, 그 느낌은 편안하다. 노래처럼 놀라게 하거나 위협하지도 않는다. '말하듯 노래하는' 것인 독일어로 슈프레히게장(Sprechgesang, 20세기 이후 사용된 말과 노래의 중간쯤 되는 성악의 특수 발성법)이라고 불리는 것이나 오페라 테크닉 중 느슨

한 발음으로 특정 음역에서 노래하는 레시터티브(recitative)와 어떤 면에서 유사하다. 특정한 음역이 강조되지 않기에 노래보다 연설에 더 가깝다.(레시터티브는 오페라에서 낭독하듯이 노래하는 부분을 말한다. -역주)

- '스스로를 허밍하기' 연습을 이번 연습을 위한 준비과정으로 삼는다. 몸이 아래와 안으로 향하기보다는 '위와 밖으로 향하게 한다'.
- 중간 음역대로 허밍한다.
- 허밍 중간에 입을 열고 '하나'라는 단어를 챈팅하고, 다시 허밍한다. '음… 하나… 음' 같은 소리가 날 것이다.
- 허밍하고, 챈팅으로 바꾸어 간다. '음… 하나, 둘… 음'
- 몸과 호흡을 편안하게 유지한다.
- 그러고 나서 '음… 하나, 둘, 셋…음'
- '음… 하나, 둘, 셋, 넷…음'
- '음… 하나, 둘, 셋, 넷, 다섯…음'
- 그런 다음 허밍 없이 챈팅하는 것을 시도한다. 하나부터 다섯까지 챈팅하면서 편안하게 머무는 것을 기억한다. 한 단어에서 다음으로 넘어가면서 발음을 생략한다. 하나의 긴 단어라고 생각하며 발음을 느슨하게 푼다.
- 여러 번 반복한다. 목을 편안하게 하고 척추 최상위에 균형을 이루고 있는 머리를 의식한다. 몸을 길어지고 편안하게 한다. 가볍게 '흐름을 타듯' 호흡을 편안하게 한다.
- 열까지 챈팅한다. 스스로를 편안하게 둔다.
- 여러 번 반복한다. 목과 어깨가 편안하게 릴리즈될 수 있도록 둔다. 편안하게 호흡한다.
- 자신에게서 나오는 소리가 방 안으로, 세상으로 나아가게 한다.

바닥에서 소리 내기 _ 연습 90

사람들은 자주 자신의 소리를 지나치게 통제하거나 조절한다. 그러나 이 연습에서 할 원시적인 움직임에서는 불가능하다. 핵심은 자신이 어떤 소리를 내는지 걱정하지 않는 것이다. 몸을 굴리면서 턱과 혀, 목, 어깨를 자유롭게 둔다. 구르면서 나오는 진짜 소리에 기분 좋게 놀랄지도 모른다.

- 머리 밑에 책 한 권을 두고 무릎을 구부리고 등을 대고 눕는다.
- 디렉션을 준다. 자유롭게 호흡한다.
- 얼굴과 목, 가슴에서 윙윙 소리가 나게 허밍한다.
- 이것을 몇 번 정도 한다.
- '음' 소리로 허밍한다. 입을 열어 쾌활하게 '아' 하고 소리 낸다. '음음음아아아' 같은 소리가 날 것이다.
- 몇 번 정도 반복한다.
- 옆으로 굴러 편안한 태아 자세를 취한다.
- 반대편으로 구르고 반복한다.
- 좌우로 부드럽게 구른다. 좌우로 구르면서 소리를 낸다.
- 신체적 움직임이 목소리가 자유롭게 나오도록 도울 것이다. 움직이면서 음이 맞지 않고 흔들리더라도 걱정하지 않는다.

동요 _ 연습 91

동요는 숫자 세기에서 보통의 말하기로 넘어가는 중간 단계로 연습할 가치가 있다. 아주 잘 알고 있는 동요들이기에 말하는 것에 대해 생각하지 않아도 된다. 가사가 거의 자동적으로 나오기에 호흡에 연결되어 있는 것을 기억하면서 디렉션에 주의를 둔다.(익숙한 동요가 필요함에 따라 한국의 동요로 대체하였다. 원서에는 〈히코리 디코리 독[Hickory Dickory Dock]〉 동요 소개. -역주)

- 위에 나온 연습들을 한다.
- 디렉션을 준다. 호흡을 자유롭게 둔다.
- 다음과 같이 말한다.

  퐁당퐁당 돌을 던지자
  누나 몰래 돌을 던지자
  냇물아 퍼져라 멀리멀리 퍼져라
  건너편에 앉아서 나물을 씻는
  우리 누나 손등을 간질여 주어라

  여러 번 반복한다. 몸을 자유롭게 두고, 호흡을 편안하게 하며, 모든 단어들을 다음 단어로 계속 흘러가게 한다. 단어의 의미를 너무 많이 생각하지 않는다.
- 이 동요를 더 크게 말한다. 그러나 스스로를 자유롭게 둔다.
- 다른 음으로 말한다. 목소리 음계를 높여 보기도 하고, 낮춰 보기도 한다.
- 동요를 속삭인다.
- 목과 턱, 혀는 편안하게 두고, 동요를 거의 소리쳐 읽듯이 할 수 있는지 알아본다.
- 마지막으로, 평소 목소리로 동요를 한 번 읽는다.
- 원한다면 다른 동요로 연습한다.
- 그리고 나서 평범한 문장 몇 개를 말한다. 이 연습을 한 후에 말하는 느낌이 어떠한가?

시 – 에밀리 디킨슨 _ 연습 92

에밀리 디킨슨(Emily Dickinson, 1830-1886: 삶, 사랑, 자연, 죽음 등을 주제로 생전에 2000편에 가까운 시를 썼다.)은 훌륭한 미국 시인 중 한 명으로 간결성과 감정을 간파하는 데 천재다. 그녀의 시는 직접적이고 꾸밈 없는 해석을 제공한다. 그녀의 진심이 당신 안의 진심으로 안내한다.

● 디렉션을 생각한다.
● '위스퍼 하~'를 세 번 한다.
● 낮게 천천히 호흡한다.
● 다시, '위스퍼 하~'를 세 번 한다.
● 암송하거나 소리 내어 읽는다.

> 오늘 내가 가져야 할 모든 것은
> 이것과 옆에 있는 내 심장
> 이것과 내 심장과 모든 들판들
> 그리고 광대한 모든 초원
> 틀림없이 세어야지 내가 조금이라도
> 빼놓으면, 그 합계가 틀릴 테니
> 이것과 내 심장과
> 클로버가 사는 곳에 있는 모든 꿀벌들을[1]

● 다시 디렉션을 준다. 자연스럽게 호흡한다.
● 시의 의미를 생각한다. 다시 암송하거나 읽는다.
● 스스로를 자유롭게 하는 것에 대해 생각하면서 세 번 읽는다. 단어의 의미와 소리를 생각한다.
● 이와 같은 시를 말할 수 있는 깊은 공간에 자신의 몸·마음을 릴리즈하도록 허용한다.

셰익스피어! 중요한 것은 그를 겁내지 않는 것이다. 그의 시를 소리와 의미가 익숙해질 만큼 여러 번 읽는다. 그는 숨을 쉬어야 하는 때를 알려 주고, 그의 운율과 억양은 무엇을 강조해야 하는지를 알려 준다. 그의 운문을 누구보다도 더 많이 소리 내어 읽을 수 있는 권리가 있음을 스스로에게 제안한다. 이해하기 어렵지 않다는 점에서 그의 '가장 단순한' 소네트 중 하나이지만, 분명히 깊이가 있다. 그 안에서 무엇을 발견할 수 있는지, 그리고 무엇을 부여할 수 있는지 알아본다.

- 자신의 몸 · 마음에 의식을 둔다.
- 디렉션을 준다.
- 낮게 천천히 호흡이 이루어지도록 허용한다.
- 어떻게 시를 읽는지에 대해 걱정하지 않는다. 자신을 자유롭게 놓아 두고 암송하거나 시를 읽는다.

> 내 그대를 여름날에 비할 수 있으리까?
> 그대가 훨씬 사랑스럽고 온화한 것을.
> 거친 바람이 오월의 향긋한 꽃봉오리를 흔들고,
> 우리에게 허락된 여름은 너무 짧구려.
> 때론 하늘의 눈이 뜨겁도록 반짝이고,
> 그 황금빛 안색이 흐려지는 것도 자주 있는 일.
> 우연 또는 자연의 무상한 이치로,
> 세상의 모든 아름다움은 때때로 시들지만,
> 그러나 그대의 영원한 여름만은 시들지 않으리,
> 그대가 지닌 아름다움도 잃지 않으리,
> 죽음조차 그대가 자신의 그림자 속에서 헤매인다고 자랑치 못하리.

불멸의 시구 속에서 그대는 시간과 하나가 되는도다.

인간이 숨을 쉬고 눈이 있어 볼 수 있는 한,

이 시는 살아 그대에게 생명을 주리니.[2]

- 다시 편안하게 호흡한다.
- 필요할 때마다 편안하게 호흡하면서 시를 다시 읽는다. 긴장하지 말고 시간을 갖고 시의 의미를 알아간다.
- 세 번째로 시를 읽는데, 이번에는 의미보다는 소리에 더 주의를 둔다.
- 모든 것을 종합한다. 시를 소리 내어 읽으며, 자기 자신과 호흡, 시의 의미와 그것들의 소리를 의식한다.
- 소리 내어 읽기를 마친 후에 시가 몸속에서 어떻게 울려 퍼지는지 살펴본다.
- 자신으로 돌아오고 몸과 호흡을 자유롭게 한다.

파트 2: 그룹 훈련

이야기 들려주기 _ 연습 94

어떤 배우들은 '자기 자신'으로 그룹 앞에 서는 것을 매우 수줍어한다. 그들은 역할의 옷을 입고 있을 때 더 편안하게 느낀다. 꼭 위트가 있거나 지적이거나 재미있어야 하는 것은 아니다. 단지 이야기를 들려주고 스스로를 본연에 모습으로 두었을 때 무슨 일이 일어나는지 알아보자.

- 그룹을 반원으로 만든다.
- 그룹 앞에 선다.

- 몸과 호흡을 가능한 편안하게 둘 수 있는지 본다.
- 머리 꼭대기와 발 사이의 공간을 의식한다.
- 자신과 앞에 앉은 관객들 사이의 공간을 의식한다.
- 자신이 약간 방어적이 되는지, 미안해하는지, 남의 시선을 의식하는지 알아본다.
- 이야기를 들려줄 때 신체적으로 감정적으로 가능한 열어 둔다.
- 어떤 주제라도 말해도 된다. 어제 한 일, 내일 할 일, 최근에 일어난 흥미로운 일 등.
- 관객들이 어떤 생각이나 느낌일지에 대한 걱정보다 자신이 이야기를 들려주는 것에 주의를 둘 수 있는지 알아본다.
- 이야기를 하는 동안 자신이 위와 밖으로 릴리즈한다고 생각한다.
- 호흡을 편안하게 한다.
- 이야기를 들려준 후에 자신의 몸 · 마음이 어떻게 느껴지는지 살핀다.
- 다른 사람들이 그들의 이야기를 들려줄 때 자신이 정신적 · 신체적으로 어떻게 반응하는지 주목한다. 그들이 말할 때 자신의 몸과 호흡을 편안하게 유지할 수 있는가?

하품 주고받기 _ 연습 95

이것은 재미있는 연습이다. 이것은 상상력과 호흡, 몸을 모두 함께 움직이게 한다. 리허설 전에 준비운동으로 하기 좋다. 이 연습은 모든 것을 가볍게 유지하게 한다. 하품 대신 상상의 헬륨 공을 주고받을 수도 있다.

- 상대방과 마주 보고 선다.
- 둘 다 두 번 하품한다.
- 둘 중 한 명이 하품하고 손으로 하품을 '잡아서' 상대방에게 던진다.
- 상대방은 하품을 '잡아' 자신의 입에 넣고 하품을 한다.
- 상대방은 하품을 '잡아서' 다시 보낸다. 이것을 여러 번 한다.
- 둘 중 한 명이 하품하고, 하품이 허밍으로 바뀌고, 허밍이 노래하듯 '아'로 바뀐다. '아'를 맞은편 상대방에게 던진다.
- 둘이서 이것을 여러 번 반복한다.
- 노래하는 음을 바꾼다.
- 음의 높낮이와 빠르기에 따라 어떻게 던지는지 물리적인 변화를 준다.

방 안에서 목소리 주고받기 _ 연습 96

이것은 '목소리 방사(vocal projection)(목소리 투영 혹은 방사. 관객을 집중시키기 위해 크고 정확하게 말하는 소리의 힘을 이야기한다. -역주)가 아니다. 그런 표현은 공연 용어에서 사라져야 한다. '방사(projection)'라는 단어는 대부분의 사람들을 밀어붙이고 애쓰게 만드는 표현이다. 그러나 이 연습의 목적과 무대 위에서 말하는 것은 의사소통하는 것이다. 다양한 거리에 있는 사람들과 효과적으로 의사소통하기 위해서, 그리고 자기 사용을 의식하기 위해 해야 할 놀이 방식이다.

- 상대방과 마주 보고 선다.
- 디렉션을 준다.
- 호흡이 낮게 천천히 이루어질 수 있게 허용한다.
- 촛불 불기를 세 번 한다.

● 고전 시의 첫 구절을 서로에게 말한다. 첫 번째 사람이 구절을 말하면, 다른 사람이 그것을 반복한다. 그리고 다음 구절로 넘어간다. 아래 구절들을 이용할 수 있다.(한국의 시도 몇 편 추가하였다. 다양한 시를 활용하여 연습해도 무관하다. -역주)

그녀가 걷는 모습이 아름다워요.
구름 한 점 없는 별이 빛나는 밤하늘처럼
    -바이런, 〈She Walks in Beauty〉 중[3]

그들 앞에 침대,
그들 오른쪽에 침대,
그들 왼쪽에 침대,
아무도 머뭇거리지 않았다.
    -루이자 메이 올콧, 〈Beds to the Front of Them〉 중[4]

쿠빌라이 칸(칭기즈 칸의 손자, 원의 초대 황제)은 도원향(도연명의《도화원기》에 나오는 가상의 선경)에
장대한 환락궁을 지으라고 명령했다
    -사무엘 테일러 콜리지, 〈Kubla Khan〉 중[5]

무엇을 하고 있었나요? 위대한 신, 판(전원의 신)이시여
강가의 갈대 줄기 아래에서
    -엘리자베스 브라우닝, 〈A Musical Instrument〉 중[6]

창밖의 밤비가 속살거려
육첩방은 남의 나라,
시인이란 슬픈 천명인 줄 알면서도
한 줄 시를 적어 볼까
    -윤동주, 〈쉽게 쓰여진 시〉 중

산산이 부서진 이름이여!
허공 중에 헤어진 이름이여!
불러도 주인 없는 이름이여!
부르다가 내가 죽을 이름이여!

-김소월, 〈초혼〉 중

- 시구절을 말할 때 신체적 행동을 사용한다. 서로에게 구절을 던진다. 구절을 천장으로 던지거나 창밖으로 던진다. 방 안을 걸어 다닌다. 상대방에게 시를 읊어 주면서 춤을 춘다.
- 자신의 다른 목소리, 다른 음역을 사용해 본다. 다양한 속도와 리듬으로 해본다.
- 호흡을 편안하게 이어갈 것을 기억한다.
- 서로에게서 점점 더 멀리 이동해 본다. 소리치거나 밀어붙일 필요는 없다. 단지 상대방과 시를 나누겠다는 의도만 갖는다.
- 서로에게 시구절을 노래나 챈팅으로 해본다.
- 원한다면 몇 구절을 함께 말해도 좋다.
- 마지막으로, 서서 스스로를 고요하고 차분하게 한다.
- 서로에게 시구절을 매우 평이하게 말한다.

파트 3: 소리와 움직임 훈련

진화 단계 _ 연습 97

기는 동작은 어른들은 거의 하지 않는 특별한 활동이다. 뒤로 걷기와 마찬가지로 배어 있는 습관이 많지 않은 행동이다. 어떻게 움직여야 하는지에 대해서 조금 생각해야 할지도 모른다. 팔다리로 받치는 것은 등에 좋고 등을 길어지게 하는 데 도움을 준다. 이 자세는 고관절을 자유롭게 해줘 허리를 릴리즈하게 해준다.

- 바닥에 평평하게 엎드려 눕는다. 팔은 옆구리에 붙인다.
- 머리가 척추를 길어지게 리드한다. 바닥이 몸을 받치도록 놓아준다.
- 자신의 호흡을 의식한다.
- 팔과 다리로 자신을 일으킨다.
- 손은 어깨 아래에 둔다. 무릎은 고관절 아래 둔다.
- 머리가 척추 최상위에서 균형을 이루고 몸통이 길어지도록 허용한다.
- 이 자세에서, 움직일 방향으로 머리가 몸 전체를 리드한다.
- 후두부가 경직되지 않고, 머리가 목을 누르지 않도록 주의한다.
- 앞으로 기어간다. 머리가 리드하고 몸은 따라간다.
- 한쪽 무릎과 반대쪽 손이 동시에 앞으로 나가는 것을 의식해 본다.
- 방 안을 기어 다닌다. **머리가 리드하고 몸은 따라간다.**
- 한 손씩 앞으로 나아갈 때 시선은 아래를 향한다. 그로 인해 머리가 목을 누르지 않게 리드하도록 도울 것이다.
- 뒤로 기어가기를 해본다. 이 경우에는 꼬리뼈가 리드하고 몸이 따라간다.
- 앞으로 기어가고 뒤로 기어가는 것을 왔다 갔다 바꿔 본다.
- 흘러가듯이 움직임을 이어간다. 필요하다면 엉덩이를 뒤꿈치에 대고 잠시 쉰다.
- 기어가면서 허밍하기 시작한다.
- 움직임과 소리가 함께 일어나도록 한다. 호흡은 편안하게 둔다.
- 부드러운 동작으로 기기를 허용하여 진동이 온몸, 특히 얼굴과 가슴, 등에 일어나게 한다.
- 무릎을 꿇고 한 발은 바닥을 짚는다. 스스로를 위로 올라가게끔 허용하며 선다.
- 서 있는 자세에 다시 적응할 수 있게 잠시 시간을 갖는다.

207

- 몸통 전체가 길어지고 넓어진다고 생각한다. **머리가 위의 방향으로 몸을 리드한다고 생각한다.**
- 방 안을 걸어 다닌다. 기기에서 그랬듯이 머리가 리드하고 몸은 따라간다.
- 기기에서 알게 된 편안함을 계속 의식한다.
- 기기에서 그랬듯이 무릎이 앞을 향한다고 생각한다.
- 기기에서 했던 것처럼 팔다리의 엇갈리는 움직임을 의식해 본다. 앞으로 향하는 무릎의 반대쪽 팔을 흔든다.
- 어깨와 고관절을 자유롭게 둔다.
- '음아'로 허밍을 시작한다.
- 자유로운 소리와 함께 자유로운 움직임의 힘을 의식해 본다.
- 걸을 때 **목을 자유롭게 하고 머리가 앞과 위를 향하게 하여 몸이 따라가게 한다.**
- 움직이면서 동시에 동요와 시를 말해 본다.

공기 조각하기 _ 연습 98

극적이지 않은 자료를 소리 내어 읽는 것이 때로는 도움이 된다. 이는 성격 묘사와 극적인 사건에 대한 걱정을 날려 주고 곧바로 스토리텔링과 의사소통에 주의를 두게 한다. 조각하는 움직임이 긍정적인 방법으로 자신의 읽기와 행위에 대한 걱정으로부터 주의를 딴 데로 돌린다. 또한 두뇌의 창의적인 부분을 사용하며 의사소통에 이용하게 한다. 조각하는 움직임 없이 다시 읽었을 때 자신 안에서 무엇인가 완화되면서 이것이 읽는 방법에 반영된다.

- 편안하게 서서 디렉션을 준다. 호흡이 낮게 천천히 이루어지도록

허용한다.

- 뉴스 자료를 소리 내어 읽는다.
- 읽으면서 혹은 읽은 후에 신체적 또는 발성 습관을 갖고 있는지 관찰해 본다.
- 목이 긴장하는가? 확인할 수 있게 목에 손을 대어 본다.
- 머리가 뒤로 젖혀지고, 목뒤가 무거워지는가?
- 어깨가 경직되고 올라가는가? 혹은 어깨가 앞으로 굽는가? 손으로 확인한다.
- 등은 어떤가? 읽을 때 경직되거나 무너지는가?
- 긴장하는 습관에게 '노(No)'라고 말해 주고, 부드럽게 길어지고 넓어지도록 허용할 것을 상기시킨다.
- 읽으면서 자세를 유지하는 의도를 갖는다.
- 다시 읽는다.
- 읽으면서 신체, 발성, 정신적인 면에서 가능한 자유롭게 머문다.
- 읽으면서 손이 움직이도록 내버려 둔다. 거의 '스스로 안내함'으로써 시작할 수 있다.
- 움직임이 점점 커지게 한다.
- 움직임이 읽고 있는 것을 뒷받침하도록 한다.
- 손으로 '공기를 조각'하기 시작한다. 마치 말하는 단어들을 손으로 조각하는 것과 거의 흡사하다.
- 혹은 마치 3차원 캔버스인 것처럼 '공기를 색칠한다'.
- 말보다는 신체적 움직임에 주의를 둔다.
- 자신이 만드는 움직임을 몸이 따라가도록 한다. 자신의 창의적인 자극으로부터 나오는 3차원 예술 작품을 만드는 것이다.

독백에서 음악 사용하기 _ 연습 99

독백에서 음악을 사용하는 것은 안정감을 느끼게 해준다. 음악은 자신을 지지해 주고 감정을 덜 강요하도록 도와준다. 몸, 호흡, 목소리, 감정에서 더욱 자유로워지는 것은 우리가 추구하는 바다. 음악이 자신을 지지해 주게 하자. 자신이 잡고 있을지 모를 어떤 것을 놓아줄 수 있는 한 방법이다.

- 암기하거나 읽고 싶은 독백을 찾는다.
- 그 독백에 적합하다고 느끼는 음악을 튼다.
- 음악을 틀어 놓은 채 그 독백을 아주 꾸밈없이 읽는다.
- 자신을 '알렉산더 존(Alexander zone)'에 있게 한다.('알렉산더 존에 있게 한다'는 현재의 순간에 온전히 깨어 있는 상태로 어떠한 생각이나 분별이 사라지고 자연스러운 행동이 수행되는 존재의 상태에 있게 함을 의미한다. -역주)
- 음악이 감정적으로, 신체적으로 어떻게 영향을 주는지 알아본다.
- 음악에 의해 자신이 움직이도록 허용하면서 다시 독백을 읽는다.
- 다 마치면 잠시 멈춘다. 잠시 동안 독백에 대해서 잊는다.
- 음악을 듣는다.
- 음악이 자신에게 영향을 미치도록 내버려 둔다.
- 스스로를 과감하게 드러낸다.
- 그러고 나서 읽는다.

대사로 춤추기 _ 연습 100

이 연습은 자신의 비이성적인 부분과 연결하는 것으로 내면의 충동으로 몸을 움직이게 하는 것이다. 자신을 그렇게 할 수 있는지 알아본다. 할 수 있다면 독백에서 새로운 무언가가 일어날 것이다. 암기한 독백이 있다면 연습이 쉬워질 것이다.

- 독백에 적합한 음악을 튼다.
- 일어선다. 자신을 고요하게 두고 음악을 듣는다.
- 음악을 두 번째로 듣는다.
- '연기'할 필요가 없다는 것을 스스로에게 상기시킨다. 그저 음악과 단어들에 대해 반응한다.
- 독백을 꾸밈없는 방식으로 시작한다.
- 음악에 몸을 흔들도록 한다.
- 자신의 모습에 대해서 걱정하지 않는다. 어떻게 움직여야 할지에 대해 걱정하지 않는다.
- 움직임을 조금씩 더 크게 한다.
- 독백을 마쳤을 때 음악을 크게 튼다.
- 몸이 음악에 움직이도록 한다.
- '잘하고 있는지'에 대해 걱정하지 않는다.
- 움직임이 커지도록 허용한다.
- 앞으로 어떻게 움직일지에 대해 계산하지 않는다. 그냥 한다.
- 독백을 하면서 계속해서 방을 돌아다니며 춤을 춘다.
- 그것이 커지게 한다. 조금 열광적이 되도록 한다.
- 다 마쳤을 때 가만히 선다. 음악을 계속 틀어 둔다.
- 춤을 추지 않고 독백을 한다. 원한다면 움직일 수는 있지만 꼭 그럴 필요는 없다. 이번에는 정중하게 텍스트를 독백한다.
- 용감한 파트너가 있다면 이 연습을 함께 할 수 있다.

침묵의 춤 _ 연습 101

작가가 하려는 말과 대본의 내적인 삶에 맞는 움직임을 안무할 기회가 있을 수 있다. 때로는 움직임을 통해 말보다 더 깊게 표현할 수 있고, 다른 방식으로도 표현할 수 있다. 평소대로 독백을 연기할 때 자신이 사용할 수 있는 어떤 것을 찾을 수 있는지 알아보고 탐구한다.

- 조용히 서 있는다.
- 독백에 대해 생각한다. 그 배역은 누구인가, 어떤 상황인가, 배역이 원하는 것은 무엇이고, 무엇을 하고 있는가?
- 독백을 시작하기 **전의 상황**을 생각한다.
- 독백의 첫 대사를 생각한다.
- 그러고 나서 움직이기 시작한다.
- 말하지 않는다.
- 오직 움직임으로만 독백을 연기한다.
- 한 줄씩 몸으로 독백을 연기할 수 있다. 또는 전반적인 의미를 상징화하여 연속된 움직임으로 할 수 있다.
- 자신이 느끼는 만큼 동작을 크거나 작게 한다.
- 장면의 끝에서 독백을 요약할 심리적 몸짓을 찾을 수 있는지 알아본다.
- 원한다면 이번에는 소리와 함께 이 훈련을 다시 할 수 있다. 허밍하거나 노래하거나 아무 소리를 내거나 지버리시를 활용할 수 있다. 쓰여진 대로 말하지 않는다.

제 3 부

종합하기

10 장

오디션, 리허설, 그리고 공연

    연기는 단순히 대사를 외우고 낭송하는 것이 아니다. 연기란 작가가 전달하고자 하는 이야기와 역할을 흡수하고 배우의 모든 것을 사용해, 이를 대본에서 3차원의 세계로 실현시키는 매우 복잡한 과정이다. 명작에는 항상 극적 세계 또는 실제 세계에 대해 작가가 전하고자 하는 것을 압축하는 주제가 있다. 배우는 극의 줄거리와 그것이 미칠 영향, 그리고 어떻게 자신을 그 이야기에 어울리게 할지를 알아야 한다. 또한 역할이 갈망하는 것을 이해하고 그 역할을 온전히 체화하기 위해 아무런 편견 없이 역할에 접근해야 한다. 이것은 배우로 하여금 지적, 정서적, 신체적, 음성적, 그리고 정신적으로 대본에 몰입하게 해준다. 물론 이는 어려운 주문이며, 특히 공연을 빨리 무대에 올려야 할 때 이 모든 과정을 수행하기란 결코 쉽지 않을 것이다.

    따라서 지속적으로 좋은 연기를 이끌어 내는 과제들을 기회가 있을 때마다 성실히 수행하는 것이 무엇보다 중요하다. 지금까지 호흡, 발성, 몸, 감정과 관련해서 연습할 수 있는 다양한 방법들에 대해 설명했다. 이러한 '기초'들을 계속 연습하자. 기초라고 언급한 이유는 개인적인 측면에서, 그리고 배우라는 측면에서 이 연습이 반복적으로 필요할 것이기 때문이다. 이 기술들은 평생 갈고 닦아야 할 것이다.

이제 지금까지 발견한 원리들을 실제 연기 작업에 어떻게 직접적으로 적용할 수 있는지 궁금할 것이다. 독립영화든, 대극장에서의 연극이든, 상업영화 또는 블록버스터든 간에 자신의 모든 잠재력을 펼치고 싶은 것은 마찬가지다.

파트 1: 자신에 관한 정보 모으기

큰 소리로 읽기 _ 연습 102

이것은 스스로 할 수 있는 가장 기본적인 연습 중의 하나다. 새롭고 다양한 대본을 읽는 것은 '읽기 실력'을 향상시켜 줄 뿐만 아니라, 글을 읽는 내내 놀랍도록 자신을 편안하게 만들어 줄 것이다. 또한 몸 · 마음의 습관을 새로이 의식하게 되면서 감각적 자각이 확장될 것이다. 그리고 무엇이 정신적 · 신체적으로 자신을 가로막고 있는지 발견하는 동시에, 그것을 바꿀 수 있다는 사실 또한 배우게 될 것이다. 이 모든 과정은 마이크 앞에서의 연기, 콜드 리딩(cold reading), 더빙 작업이 기쁨으로 다가오게 만들어 줄 것이다.(콜드 리딩이란 영화 · 연극 그리고 커뮤니케이션 분야에서 쓰이는 용어로 영화 · 연극 분야에서는 주로 오디션 때 리허설이나 연습 없이 즉석에서 받은 대본을 큰 소리로 읽어 보는 것을 뜻한다. -역주) 앉거나 서서 이 연습을 한다. 아마 각기 다른 습관을 가지고 있을 것이다.

- 대본, 소설, 뉴스 등 다양한 글을 크게 읽는다. 이들은 글쓰기의 방식이 서로 다르기 때문에 정신적 · 신체적으로 각각 다르게 반응할 것이다.

- 평소 습관대로 글을 읽어 본다.
- 읽는 동안 자신에 대해 무엇을 발견하였는가? 새로 자각한 습관은 무엇인가?
- 읽는 동안 몸이 구부정해졌는가? 목을 앞으로 내밀거나 머리가 젖혀졌는가? 어깨가 앞쪽이나 귀 쪽으로 당겨졌는가?
- 등은 어떠한가? 딱딱하게 굳어 있었는가? 숨이 점점 더 얕아지거나 숨쉬기 힘들었는가?
- 팔과 다리 또한 관찰 대상이다. 팔다리가 떨리거나 굳어 있었는가?
- 정신적으로 어떤 일이 발생하는가? 읽기 전부터 걱정이 되었는가? '자신이 읽는 것을 들으면서' 지나치게 비판적이었는가? 떨리기 시작했는가?
- 읽는 순간 마음이 분주해졌는가?
- 자신이 신뢰하는 사람과 함께 이 연습을 할 수 있다.
- 상대방이 읽는 동안 그 사람을 주의 깊게 관찰한다.
- 상대방의 몸, 팔, 그리고 호흡은 어떠했는가? 목이 굳어 있었는가? 머리가 척추 아래를 짓누르고 있었는가?
- 다른 종류의 글을 읽을 때 특정 증상이 더 분명하게 나타났는가?
- 상대방의 목소리가 일상에서 말할 때와 비슷한가? 소리 내어 읽을 때 특정 습관들이 두드러졌는가? 글을 읽기 위해 숨 쉬는 바로 그 순간 어떤 행동을 했는가?
- 그밖에 다른 건설적인 피드백을 서로에게 해준다.

동료들 앞에서 읽기 _ 연습 103

아무리 좋아하고 신뢰하는 동료들이라 할지라도 그들 앞에서 소리 내어 읽는 것은 때때로 스트레스를 줄 수 있다. 하지만 흥미로운 사실은 읽으면 읽을수록 그들 앞에서 읽는 것이 쉬워질 것이며, 실수에 대한 걱정이나 좋은 인상을 줘야 한다는 염려 또한 줄어든다는 것이다. 자신의 습관이 혼자 연습하거나 상대 배우와 함께 연습할 때보다, 동료들이 보는 앞에서 글을 소리 내어 읽을 때 더욱 심해진다는 것에 주목해 보자.

- 동료들 앞에 서서 읽는다. 대본이나 소설 또는 뉴스의 일부를 발췌하여 읽어 본다.(이 연습은 노래로도 연습할 수 있다.)
- 읽고 난 후, 발견하게 된 자신의 몸 · 마음 습관에 대해 적어 본다.
- 읽는 것에 계속 주의를 둘 수 있었는가? 상대방에게 어떻게 보이고 들리는지 걱정되었는가? 자의식이 들었는가?
- 떨렸는가? 자세는 편했는가? 읽는 동안 몸에서 무슨 일이 일어났는가?
- 읽는 동안 편안했는가? 아니라면 목구멍이 조여지거나 호흡의 제약을 받았는가? 자신의 목소리를 경험하는 것은 어떠했는가? 뉴스나 소설을 읽을 때 온전한 '자신이 되는 것'이 가능했는가? 아니면 억지로 다른 누군가가 되어야 한다고 느꼈는가?
- 동료들로부터 피드백을 듣고 그것들을 긍정적이고 건설적으로 간직한다.
- 동료들이 읽는 동안 그들을 관찰한다. 그들에게 건설적인 피드백을 해준다.

불편함 _ 연습 104

이 연습은 하나의 도전이 될 것이다. 의도적으로 편안한 공간에서 자신을 벗어나게 하는 것은 결코 쉽지 않다. 하지만 이것은 공연 예술가의 삶에 대한 하나의 은유다. 배우로 살아가면서 불안정하고 불확실한 순간들을 많이 겪었을 것이다. 이때 가장 도움이 되는 것은 바로 몸 · 마음

그리고 호흡을 릴리즈하는 기본 훈련으로 돌아가는 것이다.

- 신뢰할 만한 동료나 친구와 함께 이 연습을 한다.
- 편안함에서 벗어나게 만드는 작업을 한다. 노래를 부르거나, 잘 알지 못하는 혹은 연기해 본 적이 없는 독백을 해본다. 평상시에는 연기하지 않았을 혹은 자신에게 불편한 역할을 연기해 본다.
- 연기하기 전에 어떤 기분이 드는가? 정신적 · 신체적으로 자신에 대해 무엇을 알아차렸는가?
- 호흡은 어떠했는가?
- 연기를 시작할 때 어떤 반응이 나타나는지, 그리고 전반적으로 어떤 현상이 생기는지 동료에게 관찰해 달라고 부탁한다.
- 연기 후, 가능하다면 자신이 했던 것들에 대해 주목해 본다. 때때로 불편함을 느낀다면, 그 순간 자신에게 무슨 일이 일어나고 있는지 분명하게 알아차리고, 그것을 객관적으로 인식해 보는 하나의 도전이 될 것이다.
- 동료가 발견한 정보를 모은다.
- 원한다면 다시 시도해 본다. 그리고 그것을 조금이라도 더 편안하게 할 수 있는지 관찰해 본다. 특히 자신을 판단하는 것을 내려놓을 수 있는지 관찰해 본다.

파트 2: 자신을 기록하기

음성 메커니즘을 자유롭게 하기 _ 연습 105

연습에서 하게 될 목소리 녹음 전에 자신을 '알렉산더 존'으로 데리고 가는 것이 좋다. 시간이 주어진다면, 기록(녹음, 녹화)하기 1시간 혹은

45분 전에 세미수파인 자세로 누워 10~15분 정도 시간을 보낸다. 그러면 이후 '연기할 수 있는 상태(performance mode)'로 돌아갈 시간이 생긴다. 턱, 혀, 얼굴, 목을 의식하는 것은 자신의 진짜 소리를 사용할 수 있도록, 그 부위의 긴장을 릴리즈하고 부드럽게 활력을 줄 것이다.

- 편안하게 선다. 한쪽 발을 다른 쪽 발보다 살짝 앞에 둔다. 팔은 편안하게 양옆에 둔다.
- 디렉션을 준다.
- 목의 앞면, 뒷면, 옆면을 의식한다. 목이 자유롭도록 요청한다.
- 턱 근육이 편안해지도록 놓아둔다.
- 혀, 특히 후두 바로 위에 있는 혀뿌리를 놓아둔다.
- 손가락으로 턱을 마사지한다. 작은 원을 만들며 마사지한다. 그 다음 턱 근육을 부드럽게 눌러 준다.
- 후두 바로 위에 있는 혀의 뿌리를 부드럽게 마사지한다.
- 자연스럽게 세 번 정도 하품한다. 이는 목구멍을 열고 연구개를 부드럽게 들어 올리는 데 도움이 된다. 이것은 인위적인 노력 없이 저절로 일어난다. 또한 자신의 투쟁도피 반응을 진정시켜 줄 것이다.
- 긴장이 해소되고 습관이 자제된 손을 목 앞, 즉 후두의 양쪽 면에 두어서 '내 목이 자유롭다'는 것을 상기시킨다.
- 손을 목 뒤, 두개골 아래 부분에 두어 머리를 앞과 위로 향하도록 허용하고, 뒤와 아래로 젖히지 않도록 상기시킨다.

독백 녹음하기 _ 연습 106

이 연습은 반복할수록 녹음의 전 과정을 친숙하고 편안하게 느끼도록 도와줄 것이다. 자신의 몸·마음은 연기를 제한하고 긴장시키는 대신 릴리즈되기 시작할 것이다.

- 마이크 앞에 선다.
- 마이크 높이를 편한 위치로 조정한다.
- 대본을 올려놓을 보면대의 높이를 조정한다.
- 마이크와 대본에서 너무 멀거나 가깝지 않은 적당한 위치를 찾는다. 한쪽 발을 다른 쪽 발보다 살짝 앞에 둘 수도 있다. 이것은 종종 허리 쪽의 긴장을 해소하는 데 도움이 된다.
- 보면대 위에 필기할 연필을 둔다.
- 마이크의 음질과 가청도를 시험해 본다.
- 디렉션을 준다.
- 촛불 불기와 '위스퍼 하~'를 각각 세 번씩 한다.
- 어깨를 올리거나 웅크리는지 살펴본다.
- 몸통이 아래로 처지지 않도록 스스로에게 요청한다.
- 허리를 아치로 만들거나, 다리가 굳어 있지 않도록 스스로에게 요청한다.
- 몸통이 길어지도록 놓아둔다. 어깨와 가슴이 양옆으로 넓어진다고 생각한다. 허리가 부드러워지도록 놓아준다. 하복부가 허리를 지탱하도록 도울 것을 허용한다. 다리가 자유로워지도록 허용하고 척추와 서로 분리되어 바닥을 향하도록 한다. 혀와 턱이 자유로워진다고 스스로에게 상기시킨다.
- 대본을 읽고 자신의 음성을 녹음한다.
- 읽는 동안 가능한 편안하고 자유롭게 서 있는다. 호흡의 흐름을 유지한다.
- 녹음이 끝나면 마이크에서 물러난다.
- 디렉션과 편안한 호흡을 스스로에게 상기시킨다.
- 녹음한 것을 듣는다. 판단하지 않되, 그저 바꾸고 싶은 부분들을 노트에 적는다.

이 연습은 팟캐스트나 영화 더빙 또는 옛날 라디오 방식으로 작업할 때 꽤 유용할 것이다. 때때로 이러한 방식의 녹음 작업에서 감독은 그저 빠른 결과를 원한다. 아이러니하게도, 결과를 가장 효과적으로 만들어내는 가장 좋은 방법 중 하나가 과정에 주의를 두는 것이다.

- 마이크 주변의 적절한 위치를 찾는다. 한 사람이나 두 사람당 하나의 마이크가 이상적이다.
- 가능한 자신을 편안하게 한다.
- 서로 가까이 그룹지어 있을 때, 자신에게 어떤 신체적 습관이 있는지 관찰해 본다.
- 자신을 안쪽이나 아래쪽으로 끌어당기지 않고 가까이 설 수 있는 방법이 있는지 살펴본다.
- 자신이 '그룹 에너지에 의존하여 존재하고 있는지' 아니면 건설적인 방식으로 '자기 자신으로 존재할 수 있는지' 관찰해 본다.
- 그룹 안의 다른 사람들과 자신을 과도하게 비교하는지 관찰한다.
- 그저 무심히 작업하는 것이 아니라 '올바르게' 혹은 '멋지게' 하는 것을 염려하는지 살펴본다.
- 결과에 집중하는 대신 과정에 주의를 둔다.
- 호흡을 너무 정확하게 하려 하거나 호흡 자체에 지나치게 집중하지 말고, 디렉션을 주면서 몸 전체를 의식한다.
- 녹음이 끝나면 재생해서 들어 본다.
- 자신뿐 아니라 다른 사람의 녹음도 들어 본다.
- 마음에 들었던 부분과 바뀐 부분들을 주목한다.
- 다시 녹음한다.

가능하다면 친구들과 함께 하는 것이 좋다. 이 연습은 샷에 대한 이해와 카메라와 친해지는 데 도움이 된다. '카메라가 사랑하는 배우들'에 대한 이야기를 들어 본 적이 있을 것이다. 그것은 정의하기 어려운 자질이다. 부분적으로는 배우 스스로가 어떻게 보이고, 무엇을 입고, 어떻게 드러내는지에 관한 것이라 할 수 있다. 그러나 전체적으로는 카메라와 어떻게 상호 작용하는지에 관한 것이다.

- 친구한테 사진을 찍어 달라고 부탁한다.
- 마치 새 증명사진을 찍거나 일련의 광고사진을 찍을 때처럼 모의 사진 촬영을 해본다.
- 좋아하는 배우의 프로필 사진이나 광고사진을 인터넷으로 찾아본다. 그리고 그들의 몸짓 언어를 연구하고, 직접 시도해 본다. 그 중 좋다고 느껴지는 것들에 익숙해져 본다. 자신과 유사한 배우와 모델들을 살펴본다. 그들이 즐겨 사용하는 포즈나 입고 있는 옷을 주목해 본다.
- 프로필 사진 촬영이 있는 것처럼 최소 세 벌의 옷을 선택해서 가져온다. 만약 모의 광고사진을 찍는다면 더 많은 옷이 필요할 것이다.
- 할 수 있다면, 실내 사진뿐 아니라 실외 사진도 찍도록 계획한다.
- 카메라 안을 들여다볼 때 무엇을 느끼는가?
- 카메라에 겁을 내는가? 당혹스러운가? 조금 두려운가?
- 카메라에 무언가를 보여 주려고 노력하는가?
- 만약 연극배우라면, 무대는 편안하게 느껴지는데 카메라가 있을 때는 긴장하는가?
- 카메라 앞에 있을 때 몸과 호흡은 어떠한 반응을 보이는가?
- 카메라 앞에서도 편안하게 호흡할 수 있는가?(편안한 호흡은 눈과 눈

주위에 있는 긴장을 해소하는 데 도움이 될 것이다.)

- 카메라가 자신에게 '다가오도록' 편안하게 있는가? 아니면 자신을 카메라 앞으로 끌고 가는가?
- 카메라의 중심을 들여다본다.
- 만약 도움이 된다면, 좋아하거나 사랑하는 사람이 렌즈 안에 있다고 상상해 본다.
- 렌즈 안을 들여다보면서 호흡을 편안하게 유지한다. 만약 자세를 그대로 유지하라고 요구받는다면 긴장하거나 얼지 않도록 유의한다. 그 자세 그대로 편안하게 긴장을 해소한다.
- 매 샷마다 에너지를 '재생'한다. 이것은 거짓으로 '활성화'시키는 것을 의미하지 않는다. 그저 카메라와 매번 비언어적 대화를 나눈다.
- 갑자기 '모델'로 변해야 한다는 압박감을 느끼기보다 자신이 배우임을 지속적으로 의식한다. 상업적으로 쓰이는 샷의 경우 각 샷을 역할로 생각할 수 있다. 젊은 엄마나 사업가 등 도움이 될 만한 역할로 존재해 본다.
- 카메라를 마치 자신이 신뢰하고 좋아하고 존경하는 사람인 것처럼 받아들여 본다. 이것은 자신의 모든 눈빛과 몸짓에 반영될 것이다.

비디오 카메라 앞에서 연기하기 _ 연습 109

카메라 앞에서는 무대에서처럼 크게 말할 필요가 없다. 심지어 카메라가 방 너머 멀리 위치해 있다 해도 말이다. 카메라가 얼굴 가까이 초점을 맞추고, 마이크는 나지막이 중얼거리는 소리조차도 모두 잡아낼 것이다. 따라서 카메라 앞에서 연기할 때는 가능한 진실되고 자연스러움을 유지하는 것이 무엇보다 중요하다. 이것은 단순한 개념이지만 연습을 요구한다. 주위에 조명들로 가득하고, 위협적인 카메라, 배우들,

스텝들이 있다면 굉장히 산만해지기 쉽다. 이때 기억해야 할 것은 진실성과 자연스러움이다.

- 자신을 담을 수 있는 위치에 비디오 카메라를 설치하고 전원을 켠다.
- 자의식이 덜 생기도록 카메라 앞에서 워밍업을 한다.
- **감각-포이즈-디렉션**을 상기한다. 촛불 불기를 세 번 한다. 그리고 '위스퍼 하~'를 세 번 한다.
- 카메라 앞에서 몸이 스스로 호흡하도록 허용한다.
- 허밍을 몇 차례 한다. 진동이 일어나게 한다.
- 목구멍을 열고 공포반사를 진정시키기 위해 하품을 한다.
- 다섯까지 몇 차례 센다. 그 다음 열까지 몇 차례 센다. 이처럼 카메라 앞에서 말하는 것에 익숙해지도록 한다.
- '슬레이트'(촬영하기 전 테이크를 표시하는 것)를 한다. 카메라를 마주하고 그 안을 들여다보면서 자신의 이름을 말한다. 그러고 나서 카메라를 보지 않고 시나 소설의 일부 또는 뉴스 기사를 읽기 시작한다.
- 이번에는 카메라 안을 들여다보면서 읽어 본다.
- 이번에는 카메라를 들여다보지 말고 읽어 본다. 지금 서 있지 않다면 카메라 앞에 서 본다. 그리고 걸으면서 읽어 본다.
- 처음 자세로 돌아온다.
- 읽기 자료를 내려놓는다. 자신의 이름으로 다시 슬레이트를 한다.

카메라 앞에서 독백 연기하기 _ 연습 110

이것은 이전까지의 연습에서 한 단계 나아간 방법이다.

- 잘 알고 있는 독백 한 편을 선택한다.

- 잠시 몸과 호흡에 연결되는 시간을 갖는다.
- 디렉션을 주고 호흡한다. 이것을 일상의 일부로 삼는다.
- 준비가 되면 친구에게 알려 준다.
- 연기할 장면의 '이전 상황'에 대해 잠시 생각하고 시작한다.
- 독백을 연기한다.
- 독백이 끝나면, '역할에서 나오기 전에' 잠시 시간을 갖는다. 때때로 독백이 끝나면 특히 얼굴 쪽에 강한 감정이 밀려올 수 있다.
- 자신의 영상을 보는 동안 마음을 편안히 갖는다.
- 자신에게 지나치게 비판적이 되지 않는다. 그저 있는 그대로 자신을 관찰한다.
- 조정하고 싶은 지점들에 주목한다.
- 부드럽게 감각-포이즈-디렉션을 상기한다.
- 다시 독백 연기를 해본다.
- 건설적인 조언을 해줄 만한 친구에게 카메라 앞에서 자신의 연기가 편안하게 느껴졌는지 피드백을 부탁한다.

카메라 앞에서 장면 연기하기 _ 연습 111

이 연습은 실제 촬영장과 같은 경험을 제공한다. 자신은 연출가의 블로킹(카메라 프레임 내에 인물과 사물을 배열시키거나 카메라, 조명 등의 기재들을 적절한 곳에 배치시키는 예행연습)에 맞춰 다른 배우와 함께 리허설을 하고 있다. 하지만 자신은 여전히 무언가를 시도할 수 있는 안전한 장소에 있다. 연기 중 긴장을 느낀다면, 잠시 촬영을 멈추고 그 긴장을 해소하는 데 도움이 되는 연습을 할 필요가 있다. 지금 당장 완벽을 추구하고 있는 것이 아니라는 것을 기억한다. 그저 자신이 원하는 방향을 향하여 한 걸음씩 나아가는 것이다.

- 파트너와 같이 기억할 수 있는 하나의 장면을 선택한다.
- 리허설을 해보거나 만들고자 하는 움직임들을 연습할 수 있도록 충분한 시간을 갖는다. 이는 역할의 욕구와 감정에 주의를 둘 수 있도록 도와준다.
- 미리 정신적 · 신체적 워밍업을 한다.
- 촬영하는 동안에는 가능한 최선을 다해 연기한다.
- 영상을 돌려 본다. 파트너와 자신이 무엇을 조정했으면 좋겠는지 논의한다.
- 두 번째 촬영을 시작한다. 이전과 무엇이 달라졌는지 비교해 본다.

파트 3: 집에서의 워밍업

1분 워밍업 _ 연습 112

- 가능한 천천히 촛불 불기를 한다. 가능하다면 10초 혹은 그 이상 진행한다.
- 필요하기 전까진 숨 쉬지 않는다.
- 하품을 두 번 한다.
- 두 팔을 천장까지 스트레칭한다.
- 까치발을 들어 본다.
- 팔을 뻗으면서 몸통이 길어지는 것을 허용한다.
- 중심으로 돌아온다.
- 어깨를 돌려 본다.
- 머리를 옆으로 돌려 목을 풀어 준다.

2분 워밍업 _ 연습 113

- 원을 그리며 걷는다.
- 이번에는 반대 방향으로 원을 그리며 걸어 본다.
- 다시 방향을 바꾸어 걷는다. 걸으면서 천장을 향해 팔을 올리고 내린다.
- 발을 넓게 벌리고 선다.
- 한 손을 천장 쪽으로 뻗는다. 그리고 상상의 링을 잡고 자기 쪽으로 당긴다. 실제로 약간의 저항감이 느껴질 수 있으므로 당길 필요가 있다.
- 다른 손으로 당긴다. 양쪽으로 세 번 반복한다.
- 중심으로 돌아온다.
- 몇 차례 입을 열고 닫는다. 혀를 양옆으로 움직인다. 그리고 하품한다.
- 팔을 양옆으로 스트레칭한다.
- 팔을 양옆으로 편 상태에서 입을 벌리고 '아' 소리를 내 본다.
- 이를 반복한다. 입을 '아' 모양으로 벌린 상태에서 '아' 소리를 낸다.
- 양팔을 편안히 내린다.
- 다섯까지 소리 내어 센다. 열까지 소리 내어 센다.
- 권투나 무술 동작에서 나온 강한 움직임들을 연습해 본다.
- 긴장하지 않으면서 강한 움직임을 만들어 본다.

3분 워밍업 _ 연습 114

- 벽을 마주 보고 몇 발자국 떨어진 위치에 선다.
- 런지를 한다. 앞쪽 무릎은 구부리고 뒤쪽 무릎은 편다.
- 앞으로 팔을 뻗어 벽을 민다.

- 등이 길게 펴지도록 한다. 등이 활처럼 휘어지지 않도록 확인한다.
- 이번에는 다른 쪽 무릎을 앞으로 구부려 위의 동작을 반복한다.
- 서서 중심을 의식한다.
- **역학적으로 유리한 자세인 멍키 자세를** 취한다. 양 무릎은 구부리고 몸통은 고관절에서부터 머리끝까지 살짝 앞으로 기울어진 자세다.('멍키[monkey]'라 불리는 자세는 인체의 기능적 구조에 있어 가장 안정성을 주는 중립 자세[neutral position]다. 우리가 취하는 대부분의 동작들은 이 자세를 거쳐 이루어진다. −역주)
- 무릎을 앞으로 구부리면서 머리가 척추를 리드하여 앞으로 기울어지게 한다.
- 등을 앞으로 내밀지 않도록 확인한다. 척추는 길어지고 넓어진다. 머리가 뒤와 아래로 향하지 않도록 확인한다.
- 멍키 자세에서 양손을 허리 쪽에 둔다. '위스퍼 하~'를 한다.
- 저음으로 허밍한다. 양손으로 허리 쪽의 진동을 느껴 본다.
- 서기로 돌아오면서 허밍한다. 음의 높이를 바꿔 본다.
- 허밍하며 멍키 자세로 돌아온다. '아' 소리를 내어 본다.
- 서서 '아' 소리를 내어 본다.
- 손을 허리 쪽에 댄다.
- 열까지 센다.
- 계속해서 숫자를 세면서, 팔을 양옆을 지나 천장을 향해 천천히 들어 올린다. 그리고 밑으로 내리기를 반복한다.
- 계속해서 숫자를 세면서, 팔이 앞쪽을 지나 천장을 향해 천천히 들어 올린다. 다시 내리기를 반복한다.
- 중심으로 돌아온다.
- 숫자를 세면서 행진한다. 팔을 흔든다. 왼쪽 무릎이 올라가면, 오른팔이 앞으로 향한다.
- 중심으로 돌아온다.
- 무릎을 구부리며 땅에서 발이 떨어질 때마다 숫자를 세 본다. 여러 번 반복한다.

- 중심으로 돌아온다.
- '위스퍼 하~'를 세 번 한다.
- 감각-포이즈-디렉션을 상기한다.

누워서 대본 보기 _ 연습 115

세미수파인 자세는 몸과 호흡을 위한 가장 건강한 자세 중 하나다. 또한 우리를 매우 진정시켜 준다. 대사를 암기할 때, 차분해지고 스스로에게 주의를 둘 수 있는 이 연습을 사용해 보길 바란다.

- 세미수파인 자세로 눕는다.
- 디렉션을 주고 호흡을 의식한다.
- 가능한 스스로를 차분하게 놓아줄 수 있도록 한다.
- 큰 베개를 배 위에 대고, 또 다른 베개는 머리 밑에 댄다.
- 대본을 배 위에 있는 베개 위에 둔다.
- 이제 편안한 자세로 대본을 읽을 수 있다.
- 대본을 읽으면서 편안한 호흡을 유지한다. 읽으면서 몸이 긴장하지 않도록 확인한다.
- 원한다면 대사의 일부를 크게 읽어도 좋다.

움직이면서 기억하기 _ 연습 116

움직이면서 기억하기는 서두르는 것과는 근본적으로 다르다. 서두르는 것은 불안함과 긴장으로부터 나온다. 이 연습을 차분하게 앉아서 또는 서서 할 수 있으며, 대사를 도와줄 친구와 함께 시도할 수 있다.

- 디렉션을 준다.
- 호흡을 낮게 천천히 한다. 편안한 호흡과 디렉션은 대사를 하면서 나타나는 긴장으로부터 자신을 지켜 줄 것이다.
- 불필요한 긴장 없이 가볍게 대본을 든다.
- 대본을 향해 몸이 지나치게 쏠려 있는지 살펴본다. 편안하게 대본을 쉽게 볼 수 있도록 충분한 높이로 든다.
- 움직이고 싶은 대로 움직여 볼 수 있고, 장면의 블로킹도 시도해 볼 수도 있다.
- 움직이는 동안 몸이 편안하게 움직이도록 허용한다.
- 만약 스스로 긴장하는 것을 발견하면 잠시 멈춰 디렉션을 준 뒤 다시 움직인다. 이것은 단지 몇 초밖에 걸리지 않을 것이며, 그 누구도 당신이 무엇을 하고 있는지 모를 것이다. 이것은 역할에 대한 이입 또한 방해하지 않을 것이다.
- 대본 작업에서 발견한 역할의 내적 동기를 가지고 연습해 본다. 연기에 자유로움을 가져다 줄 것이다.

파트 4: 낭독 워밍업

30초 시 워밍업 _ 연습 117

산 넘어 계곡 넘어
수풀 지나 덤불 지나
동산 넘고 담을 넘어
시냇물 헤치고 불길을 지나,
달보다 빠른 날개를 타고

나는 가요 어디든지.
그리고 난 요정 여왕님을 섬기러
풀밭에 이슬로 원을 그려요.
키다리 앵초꽃은 여왕님의 근위병.
그들의 금빛 코트에 박힌 장식엔
요정들이 하사받은 루비가 있고
넘실대는 향기도 있어.
나는 이곳에서 싱그러운 이슬방울 찾아내어
모든 앵초 귀에다 진주를 달아야 해.

-셰익스피어, 〈한여름 밤의 꿈〉 중[7]

45초 시 워밍업 _ 연습 118

굴뚝 갓 안에서
밤바람이 울부짖을 때,
달빛 속 박쥐가 날아가고
새까만 구름이
장례식의 수의같이
달빛 하늘을 항해한다-

…

밤새들의 울부짖음 속에서
강도는 겁을 먹고
검정개들은 달을 향해 으르렁거린다.
그렇다면 이것은 불안의 주말-
그리고 이것은 유령의 정오!

...

하! 하!

그렇다면 이것은 유령의 정오!

             -W. S. 길버트, 〈루디고어〉 중[8]

1분 시 워밍업 _ 연습 119

인생은 현자가 말하듯

그저 어두운 꿈만은 아니랍니다.

아침에 살짝 내린 비는

화창한 오후를 예고하기도 하거든요.

때론 침울한 먹구름도 끼지만

모두 금방 지나간답니다.

소나기가 와서 장미가 필 수 있다면

왜 소나기가 내리는 걸 슬퍼하죠?

...

빠르게, 그리고 미처 알아채지 못한 채

인생의 화창한 나날이 가 버리죠.

고마운 마음으로

그 순간들을 즐기세요.

...

때로 죽음이 끼어들어

소중한 이를 데려간들 어때요.

슬픔이 승리하여

희망을 짓누른들 또 어때요.

그래도 희망은, 넘어져도 굴복하지 않고
다시 폴짝 일어서거든요.
그 금빛 날개는 여전히 활기차고
강하게 우릴 받쳐 주죠.
담대하게 그리고 두려움 없이
시련의 날을 견뎌 낸답니다.
용기는 좌절을 이겨 낼 수 있어요!
　　　　　　　　-샬럿 브론테 〈life〉 중[9]

45초 산문 워밍업 _ 연습 120

사실만을 먼저 적어 보려 한다. 책과 수치로 증명된, 의심의 여지 없
는 사실만을. 결코 그 사실을 개인적인 경험이나 기억과 혼동하지
말아야 한다. 어제 저녁 백작이 방에서 나오더니 내게 법적 문제들
과 그밖에 사업과 관련된 질문을 하기 시작했다. 잡생각에서 벗어나
기 위해 그저 하루 종일 책을 읽기도 하고, 링컨스 인(Lincoln's Inn)
에서 전에 봤던 시험 문제들을 훑어 보기도 했다. 백작의 질문에는
일정한 원칙이 있어서, 이제 그 질문들을 순서대로 나열하려 한다.
이러한 정보는 어떻게든 내게 도움이 될지도 모른다.
　　　　　　　　-브램 스토커, 〈드라큘라〉 중[10]

50초 산문 워밍업 _ 연습 121

최상의 시간이자 최악의 시간이었다. 지혜의 시대이자 어리석음의
시대였다. 믿음의 세기이자 불신의 세기였다. 빛의 계절이었고 어

둠의 계절이었다. 희망의 봄 그리고 절망의 겨울이었다. 모든 것이 우리 앞에 있었고, 아무것도 우리에게 없었다. 우리는 함께 천국으로 가고 있었고, 그 반대 방향으로도 가고 있었다. 요컨대 그 시대는 현 시대와 꽤 비슷해서, 시끄러운 몇몇 권위자들은 좋은 쪽이든 나쁜 쪽이든 간에, 오직 그 시대가 최상급으로 받아들여져야 한다고 고집했다.

-찰스 디킨스, 〈두 도시 이야기〉 중 [11]

1분 산문 워밍업 _ 연습 122

뉴랜드 아처는 짧은 순간 이상하리만큼 당혹감을 느꼈다. 뉴욕 남성들의 관심이 온통 어머니와 고모 사이, 박스석에 앉아 있는 그의 약혼녀에게 쏠린 사실이 곤혹스러웠다. 그는 잠시 엠파이어 드레스를 입은 그 숙녀를 알아보지 못했고, 왜 그녀의 존재가 그 자리의 남성들 속에서 동요를 일으켰는지 전혀 상상하지 못했다. 그러나 서서히 진상을 알게 되면서 순간적으로 분노가 솟구쳤다. 정말이지 아무도 밍고트가(家) 사람들이 이런 짓을 했을 줄 몰랐다! 그러나 그들은 그런 짓을 했다. 정말로 하고야 말았다. 뒤에서 들려오는 저음의 속삭임을 통해 아처는 그 젊은 여인이 항상 가족들 사이에서 '불쌍한 엘렌 올렌스카'로 불리는, 메이 웰랜드의 사촌임을 알게 되었다.

-이디스 워튼, 〈순수의 시대〉 [12]

파트 5: 현장에서의 워밍업

30초 워밍업 – 모든 방향으로 몸 열기 _ 연습 123

- 양발을 벌리고 선다. 디렉션을 준다.
- 팔을 어깨 정도의 높이에서 양옆으로 스트레칭한다.
- 팔을 릴리즈하면서 아래로 내린다.
- 팔을 다시 양옆으로 스트레칭한다.
- 열린 소리로 '위스퍼 하~'를 한다.
- 팔을 릴리즈하면서 아래로 내린다.
- 팔을 천장 쪽으로 스트레칭한다.
- 까치발로 서 본다.
- 열린 소리로 '위스퍼 하~'를 한다.
- 까치발을 선 상태에서 '위스퍼 하~'를 두 번 한다.
- 중심으로 돌아온다.
- 자신에게 맞는 음높이로 허밍한다.

30초 워밍업 – 교차 스트레칭 _ 연습 124

- 편안하게 서서 디렉션을 준다.
- 무릎을 꿇거나 쪼그리고 앉는다.
- 사지를 모두 바닥에 댄다.
- 손은 어깨 아래에, 무릎은 엉덩이 밑에 둔다.
- 목은 자유롭고, 머리는 균형을 이루고 있다. 바닥을 본다.
- 몸이 길어지도록 둔다.
- 바닥에서 오른팔을 떼어 어깨선에 맞춰 몸 앞으로 스트레칭한다.

- 바닥에서 왼쪽 다리를 떼어 엉덩이에 맞춰 몸 뒤로 스트레칭한다.
- 목과 척추는 길어지도록 한다. '위스퍼 하~'를 한다.
- 팔과 다리를 원래의 위치에 놓는다. 달라진 몸의 길이를 느껴 본다.
- 서 있는 자세로 돌아온다.
- '위스퍼 하~'를 한다.

45초 워밍업 – 쪼그리고 앉기 _ 연습 125

- 양발을 넓게 벌리고 선다.
- 벽에 붙어 있는 메이크업 테이블이나 개수대를 붙잡는다.
- 디렉션을 준다. 몸을 뒤로 살짝 기울이면 길어진다.
- 쪼그리고 앉는 자세를 취한다.
- 이것은 등 전체와 팔을 부드럽게 스트레칭시켜 줄 것이다.
- 몇 차례 편안하게 호흡한다.
- 몸 전체가 길어지고 넓어지도록 허용한다.
- 일어날 때 어깨를 조이면서 머리를 뒤로 젖히거나, 이두박근(위팔 앞쪽 근육)을 불필요하게 사용하며 일어나지 않도록 한다.
- 몸을 뒤로 살짝 기울이고 발로 땅을 아래로 민다.
- 탄력과 자신의 넓적다리 근육이 받쳐 줄 것이다.
- 촛불 불기를 한다.

45초 워밍업 – 아이 자세 _ 연습 126

- 자신의 최대 키로 선다.
- 디렉션을 주고 바닥에 쪼그리고 앉는다.

- 혹은 바닥에 무릎 꿇고 앉을 수도 있다.
- 엉덩이를 대고 앉는다.
- 몸통을 무릎 위로 숙인다. 두 팔은 머리를 지나 바닥을 따라 길어진다.
- 이 자세는 부드럽게 등 전체, 특히 허리 부분을 스트레칭해 준다.
- 팔은 부드럽게 스트레칭되고, 겨드랑이와 어깨는 열려진다.
- 목은 자유롭고, 머리는 균형을 이루며 받쳐지고 있으며, 이마는 바닥을 마주한다.
- 동작이 끝나면, 다시 엉덩이를 대고 앉는다.
- 무릎 꿇고 앉은 자세로 돌아간 뒤, 서기 자세로 돌아간다.

45초 워밍업 – 벽에 대고 구부리기 _ 연습 127

- 벽에 등을 마주 대고 선다. 발은 벽과 20cm 정도 떨어뜨린다.
- 몸통을 의식한다. 벽을 통해 전해져 오는 받쳐지는 느낌을 느껴 본다.
- 머리는 벽에 대지 않는다(그럴 경우 머리가 뒤와 아래로 젖혀질 수 있다).
- 척추 아래쪽에 만곡이 생길 수 있다. 그렇다고 억지로 척추를 조정하거나 벽에 평평하게 기대려고 노력할 필요는 없다.
- 무릎을 앞으로 구부리면서 계속해서 몸통을 의식한다.
- 몸은 벽을 따라 아래로 미끄러질 것이다. 이것은 멍키 자세와 비슷하지만, 멍키와 달리 앞으로 기울이지 않는다. 천천히 시간을 갖는다. 이는 느리고 자제된 움직임이다.
- 멈춘다. 구부러진 자세가 되도록 한다. 허리 부분의 긴장이 해소되도록 허용한다(다시 말하지만, 억지로 등을 평평하게 만들지 않는다). 숨을 편안하게 쉬고 벽 위로 미끄러지듯 올라간다.
- 두 번 반복한다.

색상 워밍업 _ 연습 128

자신의 몸 안에 있는 에너지를 보다 실질적인 방법으로 다루는 연습이다. 이 연습을 하고 있는 당신을 보는 이들은 무엇을 생각하고 있는지 또는 어떤 연습을 하고 있는지 잘 알지 못할 것이다. 하지만 당신이 무언가에 주의를 두고 있다는 것만큼은 분명히 알 수 있을 것이다. 만약 오디션에서 이 연습을 하기로 선택한다면, 그저 자연스럽게 움직이되 그 과정에서 공간에 '색'을 남기고 있다고 상상한다. 연습을 통해 저절로 발현되는 무형의 매력은 의도적으로 애쓰지 않아도 카리스마를 가져다 줄 것이다.

- 스스로 평온함의 감각을 가져 본다.
- 평온한 그리고 중심이 되는 지점에 머물러 본다.
- 디렉션을 주고 몸 · 마음 · 호흡에 깨어 있는다.
- 몸이 매우 가볍고 텅 비어 있다고 상상한다.
- 마음의 눈으로 자신의 몸을 공기로 채운다.
- 가장 좋아하는 색 한 가지를 선택한다.
- 그 색이 몸 전체를 가득 채우도록 한다.
- 색깔이 공기와 함께 움직인다고 상상한다.
- 이제 움직여 본다. 손과 팔부터 움직여 본다. 손을 움직일 때, 그 손의 움직임에 따라 자신이 색의 흔적을 남기고 있다고 상상해 본다.
- 손과 팔을 움직이면서 걷기 시작한다.
- 움직일 때마다 색의 자국들을 남긴다.
- 자신의 에너지가 색과 함께 주위의 공간을 가득 채우기 시작한다.
- 방 전체를 자신의 에너지와 색으로 가득 채우고 있다고 상상한다.

추수감사절 풍선 _ 연습 129

이 연습은 자신을 역할의 에너지로 채우는 창조적이고 효과적인 방법이다. 또한 억지로 강요하지 않고 자신의 에너지를 모든 방향으로 확장시켜 내보내는 방법이기도 하다(에너지는 기본적으로 안에서 나온다). 그리고 이 연습은 굉장히 재미있다.

- 디렉션을 주고 중심을 의식한다.
- 지금껏 봐 왔던 추수감사절 풍선을, 거리 위에 높게 떠 있는 거대한 풍선들을 마음의 눈으로 상상해 본다.
- 그 중 마음에 드는 풍선을 선택하거나 자신이 보고 싶은 동물, 캐릭터, 사람 또는 추상적인 형태를 가진 풍선을 상상한다.
- 그 풍선이 바람이 빠져 바닥에 떨어져 있다고 상상해 본다. 그 풍선은 매우 크기 때문에 이를 부풀리려면 많은 사람들의 도움이 필요하다.
- 자신이 바로 그 풍선이 되었다고 상상한다.
- 자신이 천천히, 점진적으로 공기로 채워지고 있다고 생각한다.
- 천천히 채워지고 있는 자신을 관찰한다.
- 공기로 가득차면 몸 안의 공기에 의해 자신이 따라가고 있다는 것을 의식하면서 움직이고 걷기 시작한다.
- 그 어떤 것도 인위적으로 밀어붙이거나 강요할 필요가 없다. 그저 자신 안의 에너지를 따를 뿐이다. 어떤 면에서는 자신을 리드하는 에너지를 따른다고 할 수 있다.

파트 6: 마무리하기

놓아 보내기 _ 연습 130

공연이 끝난 후 '놓아 보내기(letting go)' 연습은 하나의 도전이 될 것이다. 특히 매우 흥분되거나 힘든 공연 후에는 더욱 그럴 것이다. 몇몇 배우들은 공연 후에도 몇 시간 동안이나 긴장하며, 그 긴장은 몸속에 꽤 오랫동안 남아 있기도 한다. 공연 후 종종 '흥분감'이 생기곤 하는데, 이러한 기분은 짧은 시간 동안은 좋겠지만, 몇 시간이나 지속되어 휴식과 숙면을 방해한다면 그다지 좋다고 말하기 어렵다. 이는 촬영장에서도 마찬가지다. 이 연습을 '중립'으로 되돌아가게 해줄 연습으로 삼는다. 다음 날의 작업을 위해 충분히 재충전할 수 있도록 말이다.

- 만약 자신을 보러 온 손님들이 있다면 공연 후 그들을 맞이한다.
- 소품들을 정리하고 분장을 지울 시간을 갖는다.
- 서두르기보다 체계적으로 한다.
- 공연장을 떠날 때 손쉽게 가져갈 수 있도록 모든 소지품을 한곳에 몰아 둔다.
- 모든 정리가 끝나면 잠시 차분하게 앉는다.
- 눈을 감는다.
- 무엇이 되었든 간에 그날 공연에서 좋았던 점을 기억한다.
- 공연 중 변했다고 느껴지는 것에 주목한다. 몸·마음 일기에 그것들을 적을 수 있다.
- '위스퍼 하~'를 두 번 한다.
- 몸 전체가 스스로 자유로워지도록 허용한다.
- 의식적으로 그날의 공연을 놓아주기 시작한다.

- 마치 욕조에서 물이 빠져나가듯, 방금 연기했던 역할이 자신의 몸에서 빠져나간다고 상상해 본다.
- 역할을 내려놓을 수 있도록 머리부터 시작해 몸 전체로 내려가면서 진행한다.
- 이제 자신의 몸이 공기나 헬륨으로 채워지고 있다고 상상한다.
- 아마 더 가벼워지는 것을 느낄 것이다. 그리고 극적 사건들과 좀 전의 공연이 점차 희미해지기 시작할 것이다.
- 점진적으로 극적 세계를 떠나고, 실제 삶이 다시 자신에게 찾아오게 한다.
- 몸 전체가 해소되고 놓아지도록 허용하면서 '위스퍼 하~'를 세 번 한다.
- 눈을 뜬다.
- 이때쯤 본연의 '자신'으로 거의 돌아왔겠지만 여전히 역할의 잔재가 자신 안에 남아 있을 것이다.
- 의식적으로 역할을 내려놓도록 스스로를 허용한다. 필요로 할 때 그 역할이 다시 나타날 것을 믿는다. 하루 종일 역할에 들러붙어 있을 필요가 없다.

숙면 준비 _ 연습 131

- 다음날을 준비한다. 잠들 때 정신적으로 그 일들을 상기시키지 않기 위해 다음날 할 일의 목록을 작성할 수도 있다.
- 잠자리를 준비하고 알람을 맞춘다.
- 어쩌면 부드러운 음악이나 자신을 차분하게 해주는 무언가를 원할 수 있다.
- 잠자리에 든다. 윗몸일으키기의 내려가는 동작처럼 눕기보다 옆으로 돌아눕는다. 목과 어깨를 편안하게 해줄 것이다.

- 평소에 등을 대고 누워 자지 않는다 하더라도 등을 대고 눕는다.
- 머리 밑에 베개를 대고 무릎을 구부린다. 또는 무릎 밑에 베개를 둔다.
- '위스퍼 하~'를 두 번 한다.
- 자신에게 주어진 하루의 모든 일이 끝났음을 상기시킨다. 맡은 역할이 잠들지 않기를 바랄 수 있다. 하지만 지금은 그 역할을 놓아 줘도 괜찮다. 아침에 깨어나면 그 역할은 다시 자신 안에 있을 것이기 때문이다.
- 디렉션을 준다.
- 촛불 불기를 세 번 한다. 잠시 포즈를 갖는다. '위스퍼 하~'를 세 번 한다.
- 욕조에서 물이 빠져나가듯 하루 동안 쌓인 긴장들이 몸 밖으로 빠져나간다고 상상한다.
- 몸이 가벼워지고 침대로부터 받쳐지고 있음을 느껴 본다. 더 이상 스스로를 받치고 있을 필요가 없다. 자신을 완전히 놓아줄 여유가 생긴 것이다.
- 몸과 호흡 그리고 근심이 모두 해소되고 풀어지도록 놓아준다.
- 몸뿐만 아니라 마음도 내려놓을 수 있다는 것을 믿는다. 마치 어머니가 유아용 침대 안에 있는 아이를 흔들 듯, 호흡의 흐름이 부드럽게 흔들 것이다. 숙면을 취할 것이고, 개운하게 깨어날 것이며, 상쾌한 아침을 맞이할 것을 믿는다.

11장

심신의 건강과 선택

배우는 보통 그 직업을 가지도록 '부름'을 받은 사람들이다. 배우는 직업이라기보다 소명에 가깝다. 사실 더 안정적이고 예측 가능하며 사회적으로 '인정받는' 다른 많은 직업들이 있다. 그래서인지 예술가로서의 삶이 실제로 무엇을 요구하는지 거의 모르는 사람들은 배우를 성공의 양극단으로, 즉 배고픈 예술가와 슈퍼스타로 구분하는 경향이 있다. 관객들은 자신들이 처한 불만족스러운 상황으로 인해 '배고픈 예술가'들을 종종 질투하기도 하고 다소 깎아 내리곤 한다. "그래서 정확히 얼마나 일하니?", "밥벌이는 되니?" 등의 질문을 하면서 말이다. 반면에 '슈퍼스타'는 성공을 '이룬' 사람으로 여겨진다. 그것이 무엇을 의미하든지 간에 말이다. 성공이 무엇을 의미하든지 간에 배우로서 성공한 연기자들을 칭한다. 사람들은 이러한 배우들에게 매료되고, 그들의 개인적인 삶과 습관, 연애, 소득 등 그들의 모든 것에 대해 알기를 원한다. 때때로 대중은 이런 배우들을 거의 초인적인 신분으로까지 높이 여기고, 만약 그들이 배우로서 혹은 한 인간으로서 어려운 시기에 봉착하면 그들의 불행에 묘한 쾌감을 느끼기도 한다.

그러나 일반적으로 사람들은 직업 배우의 일상적인 삶에 대해서는 전혀 알지 못한다. 이러한 연기자는 다락방에서 굶주리는 것도 아니며,

243

그렇다고 고급 스포츠카를 타고 속도를 즐기는 삶을 사는 것도 아니다. 그들은 그저 진지하게 자신의 기술을 갈고 닦으며 소명에 충실한 사람들이다. 그들의 삶은 오디션 보기, 수업, 에이전트와 매니저와의 만남, 훈련, 리허설, 프리뷰, 그리고 연기로 가득 차 있다. 이같이 근면한 일상의 훈련은 눈에 보이는 연기와 그로 인해 얻게 되는 빛나는 결과만을 알고 있는 사람들에게 꽤나 고되고 지루해 보일 것이다.

때때로 사람들은 배우의 이름을 한 번도 들어 보지 못한 경우, 그 배우가 배우로서 잘하고 있지 못한다고 생각한다. 회계사 같은 다른 직업에 대해서는 이 같은 가정을 하지 않는다는 것은 매우 흥미로운 사실이다. 지난 오십 년간은 천부적인 재능이 있는 뛰어난 배우들에 대해 들어 본 적이 거의 없을 것이다. 그렇다고 해서 그것이 배우들의 업적을 격하시키는 것은 아니다. '성공'은 주요 방송사의 드라마나 블록버스터 영화에 출연하는 것에 국한되는 것이 아니다. 물론 이러한 경력도 훌륭하지만, 결국 예술에서 성공적인 경력이라 함은 자신에게 필요한 창의성, 모험, 도전, 흥미, 삶의 질, 보람 등을 실현하여 스스로의 삶을 개척해 나가는 것이다. 나는 이 길에 머무를 수 있길 바라는 마음으로 이 주제를 꺼낸다. 다른 사람들의 기준들로 자신의 삶을 판단하지 않고, 자신에게 맞는 개인적이고 전문적인 삶을 이루어 나가는 것이 무엇보다 가장 중요하기 때문이다. 그 길 위에 행복이 놓여 있다.

공연 예술에서 성공적인 삶(앞서 얘기했듯이 자신에게 맞는 '성공'을 의미한다)을 위해 다음의 네 가지가 필요하다.

— 융통성, 독창성, 변화 능력, 진실성

앞부분에서 언급했던 열린 허용 상태는 이 네 가지 요소 모두를 자신 안에서 발견하게 해준다. 이 상태에 있을 때 새로운 경험과 가능성, 그리고 선택에 대해 열려 있게 된다.

알렉산더 테크닉에서 세 가지 중요한 요소, 즉 감각, 포이즈, 디렉션은 알렉산더의 마지막 개념인 선택으로 안내한다. 삶에는 종종 선택지가 없는 것처럼 느껴지는 순간이 있고, 어떤 때에는 갈피를 잡을 수 없을 만큼 많은 선택들이 우리 앞에 놓이기도 한다. 그때마다 모든 것을 오래된 습관과 존재 방식으로 엄격하게 통제해야 한다는 생각은 잘못된 것이다. 만약 감각-포이즈-디렉션의 개념을 실행할 수 있다면, 그것은 자신의 삶을 이끌어 줄 강력한 도구가 될 것이다. 얼마나 많은 이야기들을 만나고 딜레마와 위기를 겪게 될지 등등 삶의 복잡성에 대해 굳이 여기에 다 이야기할 필요는 없다. 그러나 우리는 이같이 지속적으로 변화하는 환경에 성공적으로 적응할 수 있는 능력과 인간의 가장 강력한 능력인 '선택하는 능력'을 가질 수 있다.

알렉산더 테크닉의 원칙을 따를 때, 앞서 언급한 건설적인 자기 사용'(또는 건설적인 의식 통제)이라고 부르는 것을 이용할 수 있게 된다. 이것은 자신이 사용할 수 있는 가장 위대한 도구 중 하나다. 이 도구를 잘 사용한다면 자의식 없이 스스로를 가능한 객관적으로 바라볼 수 있게 된다. 또한 즉각적인 결과를 위해 자신을 억지로 밀어붙이는 것과 '완벽'을 위한 욕심을 내려놓고 '과정'에 주의를 둘 수 있게 된다. 과정에 주의를 두는 방식은 예술성을 십분 발휘할 수 있게 해주며, 지속적으로 성장시켜 줄 것이다. 과정 지향적인 접근 방식을 이어나가면 실수를 하는 것이 오히려 어려울 것이다. 심지어 '실수'를 하더라도 '패배'와는 다른 강력한 학습 경험이 되기 때문이다. 이 같은 '건설적인 자기 사용'을 통한 변화 가능성의 태도는 개인의 삶에 큰 변화를 일으키고, 직업적인 면에서도 혁명을 일으킬 것이다. 습관의 구속과 통제에서 벗어나는 것은 '새로운 자연스러움'이 될 것이다.

자기 수용과 긍정적인 선택을 만들어 낼 수 있는 가장 효과적인 방법 중 하나는 바로 자신에게 '시간'을 선물하는 것이다. 모든 것을 서둘러 처리하는 대신 충분히 시간을 가질 수 있다. 이것은 그 어떤 것으로도 대체할 수 없는 선물이며, 이 선물을 자신에게 준 것에 대해 결코 후회하지 않을 것이다. 왜냐하면 변화에는 시간이 필요하기 때문이다.

습관은 강력하며, 자주 당신을 방해할 것이다. 습관은 제한된 패턴으로 생각하게 하고, 이미 했던 방식을 끊임없이 되풀이하게 만들며, 뻣뻣한 근육과 긴장, 굳은 움직임, 심지어 심한 통증까지 지니게 한다. 그러나 무의식적인 수준에서는 자신이 기능하는 방식으로 알고 있으며, 그것이 어느 정도 편하다고 느낀다. 만약 자신이 변화한다면, 그 변화를 이끄는 것이 무엇인지 누가 알 수 있을까? 모든 배우들이 얻고 싶어 하는 정신적·신체적·정서적인 요소들에 주목하자. 예를 들면 다음과 같은 것들이다.

― 마음, 호흡, 몸, 소리, 감정

만약 위의 요소들에 주목하고, 이 책을 통해 연습했듯이 작지만 실행할 수 있는 단계들로 조직화하여 개발한다면 훌륭한 첫걸음을 내딛고, 변화를 지속할 수 있을 것이다. 그 첫걸음이 다음 단계 또 다음 단계로 이끌어 줄 것이다. 이것은 신체적 긴장을 다스리는 것뿐 아니라, 공연 예술에서 배우로서의 삶을 어떻게 계획할지에 대해서도 마찬가지로 적용된다.

예를 들면, 어떤 사람이 당신에게 큰 상업 영화에서 (꽤 높은 출연료와 함께) 분량은 작지만 이목을 집중시키는 역할과 유명한 오프-브로드웨이 (Off-Broadway, 브로드웨이에 있어도 극장이 작으면 오프 브로드웨이라고 한다.)에서 (적은 출연료와 함께) 주연 배우 중 하나(확실하진 않지만 이것은 당신을 브로드웨이로 이끌어 줄 기회이기도 하다)를 선택할 기회를 주었다고 가정해 보자. 무엇을 해야 좋을까? 당신의 에이전트는 영화를 찍으라고 하고 신뢰하는 동료 배우들은 연극을 하라고 한다. 무엇을 선택하겠는가? 만약 공포반사에 굴복한다면 아마도 그저 항상 해오던 것만을 선택할 것이다. 왜냐하면 그것은 안정감을 주기 때문이다. 사실은 그 두려움이 그동안 꿈꿔 온 길과 정반대의 방향으로 이끌고 있음에도 말이다.

이상적인 것은 우리 중 그 누구도 두려움의 포로가 되어서는 안 된다. 이것은 절대 두려움을 느끼지 말라는 것이 아니다. 두려움은 인간으로서 당연히 경험하는 부분이다. 그러나 두려움이 자신을 정복하고 통제하여 예술가로서의 진로까지 결정하게 둘 필요는 없다.

두려움에 대해 그리고 그 두려움이 정신적·신체적 건강에 미치는 영향에 대해 고민하는 것만으로도 위대한 시작이다. 사람들은 몸·마음이 연결되어 있음을 그저 말로만 인정한다. 사실 이러한 개념은 누군가에게는 꽤 성가실 수 있다. 그들은 피로나 부상 등 별다른 문제없이 자신이 원하는 대로 몸이 움직여 주길 원한다. 또한 몸을 마음으로부터 기능적으로 분리시켜 마치 종처럼 부리길 원한다. 본질적으로 몸을 존중하지 않는다. 몸이 약해지거나 부상을 입으면 금세 두려움이나 짜증 또는 분노로 가득 차곤 한다. "어떻게 내가 아플 수 있지?", "왜 나는 더 빨리 낫지 않는 거야?", "왜 항상 이런 일이 내게 일어나는 걸까?"라고 말한다. 그에 대한 대답은 몸은 몸만의 시간을 가지고 있다는 것이다. 몸을 잘 사용하고, 잘 쉬고, 인내심을 갖고 스스로를 돌봄으로써 우리의 몸을 도울 수 있다.

적절한 표현 하나가 있다. "만약 당신이 몸 안에 살고 있지 않다면 도대체 어디서 살고 있단 말인가?" 그러나 불행하게도 대다수의 사람들이 몸 안에 살고 있지 않다. 대부분 머리나 상상 속에 갇혀 있다. 배우로서 이 모든 세 가지에 접근할 필요가 있다. 몸의 중요성을 인식하는 것이 기초가 되어야 한다. 그것은 자신이 누구이고, 자신이 어디에 살고 있고, 자신의 마음과 상상력을 보관하고 체화한다.

살면서 경험한 모든 것들은 몸 · 마음 · 가슴에 새겨져 있다. 몸은 감정적 경험들의 청사진이다. 모든 경험은 자신 안에 녹아들어 있다. 이것이 바로 연기할 때 억지로 강압하거나 밀어붙여서는 안 되는 이유다. 다시 말하지만 모든 것은 자신 안에 있다. 연기할 때 영감의 원천이 이미 자신 안에 존재하고 있다고 신뢰하는 법을 배워라. 자신의 몸 · 마음 · 호흡을 놓아줄수록 감정은 더욱 자유로워질 것이다. 이는 단지 스스로 그러한 감정이 일어나도록 허용하는 것뿐이다.

자신이 생각하는 최고의 배우가 되는 여정에서 건강한 생활 방식이 무엇인지 정의해 보는 것은 중요하다. 어떻게 하면 배우로서나 개인으로서 중요한 모든 일에 적응하면서 주어진 시간을 잘 사용할 수 있을까? 무엇이 가장 불안하게 만들고 스트레스를 주는지 이해하기 위해 개인적인 스트레스 요인이 무엇인지에 초점을 맞추는 것도 필요하다. 오디션? 리허설? 잘 모르는 연출가? 에이전트와 캐스팅 디렉터? 다른 배역을 얻지 못할 것 같다는 두려움? 가장 긴장하게 만드는 개인적인 문제는 무엇인가? 대립? 가족이나 가까운 친구들과의 의견 충돌? 어디서 살아야 할지에 대한 막막함? 아이를 가져야 할지 말아야 할지에 대한 불확실함? 이러한 문제들에 대해 주의 깊게 생각하는 것은 중요하다. 그리고 이것을 몸·마음 일기에 기록해 보는 것이 도움이 될 것이다.

뿐만 아니라, 각각 한두 가지의 아킬레스건을 가지고 있을 것이다. 나의 경우 압박감을 느낄 때마다 허리 부분이 긴장되었고, 이는 스트레스를 더욱 부채질했다. 자신의 '아킬레스건'이 무엇인지에 대해 배우는 것은 굉장히 유용하다. 목, 어깨 혹은 허리 부분인가? 긴장과 조여 오는 것을 느낀다고 그것이 모두 부정적인 것만은 아니다. 그것은 몸이 자신에게 "이봐, 우리는 지금 진로에서 약간 벗어나 있어. 되돌리려면 무언가를 해야 하지 않을까?"라고 말해 주는 것과 같다.

이 퍼즐의 가장 중요한 조각은 자신이 잘하는 것과 인생과 일에서 잘되고 있는 것들을 인정하고 존중하는 것이다. 이것은 스트레스 레벨을 낮추도록 도와줄 것이다. 조사에 따르면, 자신이 받은 축복을 세어 보는 것만으로도 마음, 근육, 신경계, 감정을 차분하게 하는 데 도움이 된다고 한다. 이것은 또한 역으로도 작용한다.

자신을 위해 할 수 있는 실용적인 작업 중 하나는 주별로 혹은 월별로 자기 사용, 호흡, 발성, 움직임, 그리고 몸·마음의 통합을 위해 5분, 10분, 15분 정도의 정신적·신체적 계획을 세우는 것이다. 이것은 자신을 위해 할 수 있는 가장 가치 있는 일 중의 하나다. 이는 마치 만일의 상황과 은퇴를 대비해 18세에 저축을 시작하라는 금융 설계사의 말과도 같다. 만약 돈의 일부를 1년 내내 매년 저축하면 이자에 이자가 붙는 복리의 원칙으로 인해 인생 말년에는 막대한 돈이 생길 것이다. 정신적·신체적으로 자신을 훈련하는 것도 이와 동일한 원칙이 적용된다. 매일 조금씩 자신에게 투자하라. 그러면 그 결과는 시간이 흐르면서 자신 안에 크게 쌓이게 될 것이다.

자신에게 그리고 자신의 목표에 대한 헌신은 재능을 활성화시키고, 자신 안의 완전한 예술적 표현을 꽃피우게 해줄 것이다. 하려는 의도를 자제하고 놓아주는 것은 자신을 날아오르도록 도와줄 것이다. 그때 정신적 · 신체적 평안을 찾을 수 있을 것이다. 이렇게 하여 연기에 대한 스타니슬랍스키의 정의, 즉 '군중 속의 고독'과 '극적 세계에서의 진실된 삶'을 체화할 수 있게 된다.

자신의 본질에 대한 수용과 존중은 작업 속에서도 그 본질이 보여지도록 도와줄 것이다. 진실한 연기를 해나가는 것은 자신을 적법한 공간으로 이끌어 줄 것이다. 정신적, 신체적, 정서적, 음성적, 그리고 영적으로 확장되어 자신의 공간을 채울 것이다. 다음 인용문은 모든 배우에게 영감을 준다.(종종 랠프 월도 에머슨의 것이라고 추정되지만 여전히 저자에 대한 논쟁이 분분하다.)

"무엇을 하든지 용기가 필요합니다. 어떤 과정을 선택하든, 항상 당신이 틀렸다고 말하는 누군가가 있습니다. 비평가의 말이 옳다고 믿게 하는 유혹들이 항상 일어납니다. 행동방침을 계획하고 그것을 끝까지 따르는 것에는 병사에게 요구되는 것과 동일한 용기가 필요합니다. 평화에는 승리가 있지만, 승리를 위해서는 자기 자신을 이길 수 있는 용기가 필요합니다."

레드 카펫 _ 연습 132

레드 카펫 전통은 유명한 영국의 미녀 여배우 릴리 랭트리에 의해 생겨난 것으로 추정된다. 19세기 여배우들은 자신의 의상을 직접 조달해야 했다. 랭트리는 공연 중 아름답고 비싼 옷들을 입었는데, 종종 그녀가 출연한 극장들은 매우 더러웠다. 그래서 그녀는 바닥에 끌리는 드레스의 흰 단을 보호하기 위해 의상실에서 무대까지 레드 카펫을 깔아놓게 했다고 전해진다. 오늘날 레드 카펫은 브로드웨이 개막식이나 영화제의 상징이 되었다. 심지어 작은 영화제들도 몇 미터나 되는 레드 카펫과 영화제의 로고를 새긴 배경막을 설치한다. 따라서 당신도 레드 카펫 위를 걸을 가능성이 굉장히 높다. 할리우드에서는 이것을 '스텝, 리피트(Step, Repeat)'라고 부른다. 이는 레드 카펫 위로 걸어 들어와 포즈를 취해 사진이 찍히고, 또 몇 걸음 걸은 뒤 포즈를 취해 사진이 찍히도록 하는 일련의 과정이다. 칸 영화제에 참석한 배우들은 종종 이것이 가장 겁이 난다고 말한다. 수많은 사람들과 귀청이 터질 듯한 함성 때문이다. 이때 평정심을 지키는 것은 하나의 큰 도전이 될 것이다. 아주 작은 축제조차도 최소한 한 명의 사진기자는 있을 것이다. 어떤 상황과 일이 닥치더라도 원칙은 동일하다. 자기 자신이 되어라. 자신으로부터 피하지 말고 자신을 있는 그대로 받아들여라. 당신의 영화 작업은 이미 마무리되었다. 지금은 수고의 열매와 그에 대한 인정을 즐길 시간이다.

- 만약 코트를 입고 있거나 가방을 들고 있다면 카메라로부터 떨어진 곳에 둔다.
- 입이 건조할 경우 물을 한 잔 마신다.
- 거울을 통해 원하는 대로 자신이 보이는지 빠르게 점검한다.

- 그리고 나서 자신이 어떻게 보이는지를 잊는다.
- 아마 혼자거나 공연이나 영화에 함께 출연한 배우들과 함께 있을 수 있다.
- 목과 어깨 그리고 등을 놓아주는 것을 기억한다.
- 얼굴을 부드럽게 한다.
- 한두 번 깊이 호흡한다.
- 디렉션을 준다. 몸이 최대한 길어질 수 있도록 허용한다.
- 자신의 에너지가 위와 밖으로 향하도록 놓아둔다.
- 레드 카펫에 들어선다.
- 자신의 몸을 의식한다.
- 발밑에 있는 카펫을 의식한다.
- 앞쪽 공간뿐 아니라 자신의 양옆, 위쪽, 아래쪽, 뒤쪽 공간을 의식한다.
- 편안하게 호흡을 유지한다.
- 미소를 지어 본다(웃지 않는 타입이라면).
- 카펫 안으로 걸어가 첫 번째 포즈를 취한다.
- 몸과 함께 머무른다. 호흡을 지속한다.
- 카메라를 마주 본다.
- 카메라 렌즈를 본다.
- 자신이 드러나도록 허용한다.
- **자신의 본질이 보여지는 것을 허용한다.**
- 미소를 짓는다.
- 걷는다.
- 이를 반복한다.

텍스트 인용

1) 《The Poems of Emily Dickinson》, edited by Thomas H. Johnson (Cambridge, Mass.: The Belknap Press of Harvard University Press, 1955).
2) From Sonnet 18 by William Shakespeare, in 《The Riverside Shakespeare》 (Boston: Houghton Mifflin Company, 1974), page 1752.
3) From "She Walks in Beauty" by George Gordon, Lord Byron, in 《The Norton Anthology of Poetry》, 3rd edition (New York: W. W. Norton & Co., inc., 1970), page 589.
4) From "Beds to the Front of Them" by Louisa May Alcott, in 《Hospital Sketches》 by Louisa May Alcott (Boston: James Redpath, Publisher, 1863).
5) From "Kubla Khan" by Samuel Taylor Coleridge, in 《The Norton Anthology of Poetry》, 3rd edition (New York: W. W. Norton & Co., inc., 1970), page 564.
6) From "A Musical Instrument" by Elizabeth Barrett Browning, in 《The Norton Anthology of Poetry》, 3rd edition (New York: W. W. Norton & Co., inc., 1970), page 675.
7) From "A Midsummer Night's Dream" by William Shakespeare, Act 2, scene 1, in 《The Riverside Shakespeare》 (Boston: Houghton Mifflin Company, 1974), page 226.
8) From 《Ruddigore, or The Witch's Curse》 by W. S. Gilbert (London: G. Bell & Sons, Ltd., 1912), page 150.
9) From "life" by Charlotte Brontë, in 《Poems by Currer, Ellis, and Acton Bell》 by Charlotte, Emily, and Anne Brontë (London: Smith, Elder & Co., 1846), page 81.
10) From 《Dracula》 by Bram Stoker (London: Penguin Classics, 2003), page 37.
11) From 《A Tale of Two Cities》 by Charles Dickens (London: James Nisbet & Co., Ltd., 1902), page 3.
12) From 《The Age of Innocence》 by Edith Wharton, chapter 2 (New York: Signet Classics, 1962), page 19.

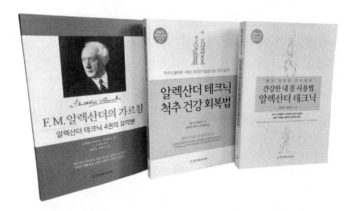

알렉산더 테크닉 디렉션 카드
잘라서 소지하시거나 눈에 띄는 곳에 붙여 두고 익숙해지세요.

· A T 디 렉 션 ·
1. 내 목이 자유롭다.
2. 내 머리가 앞과 위로 향한다.
3. 내 척추가 길어지고 넓어진다.
4. 내 다리와 척추가 서로 분리된다.
5. 내 어깨가 중심으로부터 넓어진다.

· A T 디 렉 션 ·
1. 내 목이 자유롭다.
2. 내 머리가 앞과 위로 향한다.
3. 내 척추가 길어지고 넓어진다.
4. 내 다리와 척추가 서로 분리된다.
5. 내 어깨가 중심으로부터 넓어진다.

· A T 디 렉 션 ·
1. 내 목이 자유롭다.
2. 내 머리가 앞과 위로 향한다.
3. 내 척추가 길어지고 넓어진다.
4. 내 다리와 척추가 서로 분리된다.
5. 내 어깨가 중심으로부터 넓어진다.

· A T 디 렉 션 ·
1. 내 목이 자유롭다.
2. 내 머리가 앞과 위로 향한다.
3. 내 척추가 길어지고 넓어진다.
4. 내 다리와 척추가 서로 분리된다.
5. 내 어깨가 중심으로부터 넓어진다.

· A T 디 렉 션 ·
1. 내 목이 자유롭다.
2. 내 머리가 앞과 위로 향한다.
3. 내 척추가 길어지고 넓어진다.
4. 내 다리와 척추가 서로 분리된다.
5. 내 어깨가 중심으로부터 넓어진다.

· A T 디 렉 션 ·
1. 내 목이 자유롭다.
2. 내 머리가 앞과 위로 향한다.
3. 내 척추가 길어지고 넓어진다.
4. 내 다리와 척추가 서로 분리된다.
5. 내 어깨가 중심으로부터 넓어진다.

· A T 디 렉 션 ·
1. 내 목이 자유롭다.
2. 내 머리가 앞과 위로 향한다.
3. 내 척추가 길어지고 넓어진다.
4. 내 다리와 척추가 서로 분리된다.
5. 내 어깨가 중심으로부터 넓어진다.

· A T 디 렉 션 ·
1. 내 목이 자유롭다.
2. 내 머리가 앞과 위로 향한다.
3. 내 척추가 길어지고 넓어진다.
4. 내 다리와 척추가 서로 분리된다.
5. 내 어깨가 중심으로부터 넓어진다.

Pause for Poise.

Pause for Poise.

Pause for Poise.

Pause for Poise.

Pause for Poise.

Pause for Poise.

Pause for Poise.

Pause for Poise.